文成天縱

中醫古籍稀見稿抄本輯刊

ZHONGYI GUJI XIJIAN GAO-CHAOBEN JIKAN

李鴻濤 主編

29

广西师范大学出版社
GUANGXI NORMAL UNIVERSITY PRESS
·桂林·

第二十九册目録

世補齋醫書三易稿十六卷世補齋不謝方一卷

〔清〕陸懋修撰

清陸潤庠抄本

世補齋醫書三易稿十六卷世補齋不謝方一卷

本書爲中醫臨證綜合類醫書。陸懋修（一八一八——一八八六），字九芝、勉旃，號江左下工、林屋山人，元和縣（今江蘇蘇州）人。先世以儒學著稱，且皆通醫。九芝初業儒，中年始肆力於醫，博極群書，活人無算。學精《内經》運氣，治宗仲景家法。著有《世補齋醫書》，包括《文集》《不謝方》《傷寒論陽明病釋》《仲景方彙録》等。本書爲《世補齋醫書》前集之文集十六卷、《不謝方》一卷，係由子陸潤庠整理謄録付梓前之底稿。陸九芝爲晚清維護仲景舊論的中堅人物，認爲『傷寒鈐百病』，此書可窺其學術一斑。末附《不謝方》一卷。書中收載内、婦、兒科的小病、輕病三十種，并選録陸氏臨床應用確切有效的方劑三十餘首。陸氏稱這些方劑服後有使疾病速愈之效，病家不必言謝，故以『不謝方』命其書名，體現了陸氏『治未病』的學術思想。

卷一之二

世補齋醫書三易稿

序字第一行
醫第二行

序

醫家之有傷寒論猶儒家之有論語也日月江河萬古不廢自夫人不讀傷寒論於是臨病則不逢其原立方則不達其變執方予病強病就藥余服官南北所見所聞如一轍仲景傷寒方本不獨治傷寒而以治凡傷寒者之證金匱之治雜病與傷寒論本是一書故傷寒之六經即雜病之六經病雖百變經則有常一病一名治有主方一病數證證有主藥若置六經不講烏足以臨病人哉乃今之醫輒曰時有古今之異古方不治今病噫嘻古今仍有異而天之五運六氣人之五藏六府亦有古今之異乎夫治病之法泥古者非蔑古者尤非竊嘗取神農本經之言以讀仲景書彙集名論都為

世補齋醫書序

一編欲以破時人之扃丙寅冬月典榷之罙始鋟版焉吾鄉陸君九芝邃於醫學曩在里門曾出其所著醫論若干篇見示亦以表章仲景為事以仲景六經為歸誠先得我心者矣今夏入都獲讀世補齋全書會余拜 命持節江右即日遄行未遑卒業所願讀是書者自此復知有南陽而不迷於所向謂非吾道之幸乎君夙以文學名讀書日以寸計食古而能化尤善索解於無字句處活人之術特其緒餘耳而病者遇之輕病不知其何以已也重病不知其何以活也則其為陰騭大矣哲嗣鳳石以甲戌魁天下良醫之食報何如并書其事為後學勸云

光緒八年壬午秋九月同里雜園居士潘霨謹序

古云宰相須用讀書人余謂斯言也亦可通於醫世固未有不讀書不通古方而能為醫者也仲景以傷寒論師表萬世施諸今病無不合者乃今之人不明其義因而不用其方而又恐有議其後者乃託古方不治今病之説以為便善夫鄉先輩靈胎徐氏之言曰天地猶是天地人物猶是人物若人氣薄則物性亦薄豈有人今而藥獨古者當執是以求當世而知者蓋寡我友元和陸君九芝奉其尊甫方山先生庭誥既承家學又洞見時俗之弊凡所施治悉本仲景方意嘗曰如仲景方而不可用則病人豈容我以嘗試者何以用之一

人而效用之人人而無不效且何以彼之不用仲景方者曾不聞一效也吾既用之而效矣用之而屢效矣則吾豈能舍吾效者不用而用彼之不效者耶夫病者何所求不過求其效耳然不用仲景方而效不至則人何樂乎不用仲景方哉君之書以表章仲景為事出即以仲景方活人語有之陰德耳鳴吾知後必有食其報者以余交君久屬為序並舉平日所緒聞者弁其端抑恐未足以知君之深矣

同治六年丁卯春二月吳江愚弟費延釐序

往嘗見楊循吉蘇談紀金華戴原禮學醫於朱彥修盡得其傳以其術游吳下吳人之以病謁者戶為塞王仲光時為儒

未知醫也慕而造焉諮學醫之道原禮曰熟讀素問耳仲光退而習之三年原禮復來吳聞仲光談論大駭自以為不如余以是知學醫而不通素問不可以為醫我友陸君九芝其先世以科第顯而皆能醫皆讀素問九芝復用志不紛嘅世之醫絕不從事於斯詆言素問古書不治今病而醫學遂以大壞乃盡棄其他所學而獨於無方之書得其言以治人咸豐己未涇陽張文毅公督兵皖江軍書旁午以濕熱遘疾羣醫震驚不能療九芝故出公門下飛騎千里招致軍中進數劑立瘥文毅德之優禮而歸今中丞太康劉公於辛酉令上海時得結胷證以時方元參地麥瀕於危九芝眎之責以朴

枳輩數服乃觧人賴君之明如此君與時相反耶抑時與君相反也今與余同客峯泖間命長子開騏從君游嗟乎吳中醫學失墜久矣九芝獨能具堅忍之力為斯道作干城余見其所讀皆古書而治無不效效無不速其熟讀素問之驗誠有如原禮所言者吾吳醫學其將自君而復興乎君方著書未分卷他日必裒然成大集預書之為左劵焉

同治五年丙寅孟春之月同里愚弟袁蘭升拜撰

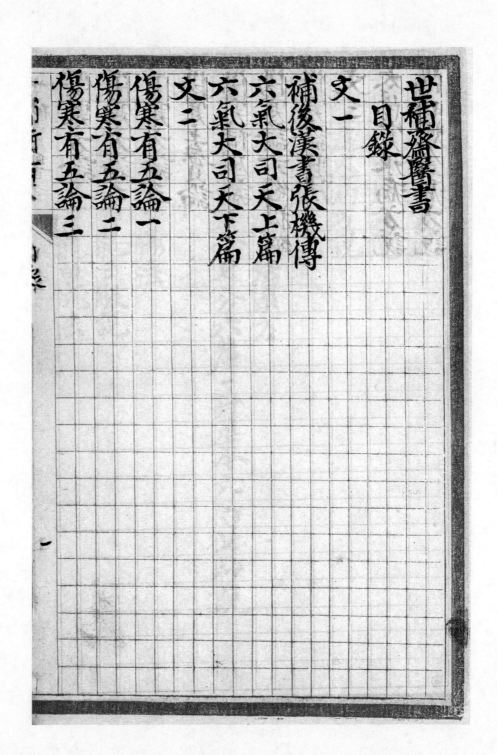

世補齋醫書

目錄

世補齋醫書　目錄

少陽相火病方説
太陰溼土病方説
少陰君火病方説
厥陰風木病方説
附傷寒論温清三法選方
傷寒方一兩準今七分六釐一升準今六勺七抄説
文四
太陽用桂麻二湯法
太陽病桂麻青龍三級説
太陽陽明用青龍白虎法

文五

三

霍亂論
暑瘧暑痢論
欬嗽論
喘癱非即喘脫論辨
逸病解
煙漏說
文八
真中風論附痿痺厥
釋飲
釋燥

五

條辨辨谷外感溫熱　附條辨辨

文十二

續蘇談防其說

論過橋麻黃

論假石膏

論黑膏不全方

合論珠黃散蘇合香丸至寶丹紫雪丹

陰虛說

夾陰傷寒說

脉有力無力說

六

文十三

重訂傅徵君女科序

重訂綺石理虛元鑑序

重訂吳又可温疫論序

重訂戴北山温熱論序

徐刻莊在田遂生福幼兩編序

莫枚叔研經言序

李冠仙倣寓意草序

書柯韻伯傷寒論翼後

書陳修園傷寒論金匱要略淺注後

書徐靈胎慎疾芻言後

書尤在涇傷寒貫珠集後

書曾文正公論史遷扁鵲倉公傳後

文十四

答沈沃之問邪之所湊其氣必虛書

答陸曦叔問經月不寐書

與葉文調生論劉果峯溫熱病書

答鄭中[illegible]問內經[illegible]刻本[illegible]

復葉鰲卿問丙申年土疫書

與徐文冶伯論種子書

七答

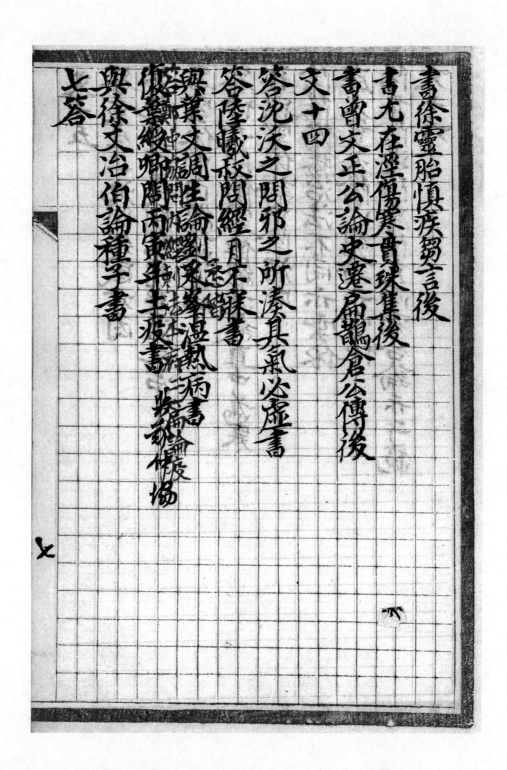

文十五
答袁生上池問外感六因
答施王二生問陽明溼溫之治
答雲依問内經諸治法
答坤吾問傷寒傳經爲熱直中爲寒
再與雲依論中陰溜府
陰陽偏勝治法不同示雲依
虛火實火陰火總論示雲依
陽爲陰遏陰虛陽亢兩病合論示子範
文十六

下工語屑

述先

自記治驗兩則

自題張機傳論後

世補齋醫書自序

附不謝方一卷

八

世補齋醫書　文一

壻歸安沈彥模子範

元和陸懋修九芝著

羅山方連軫坤吾

受業

溧水濮賢懋雲依參校

子

潤庠鳳石

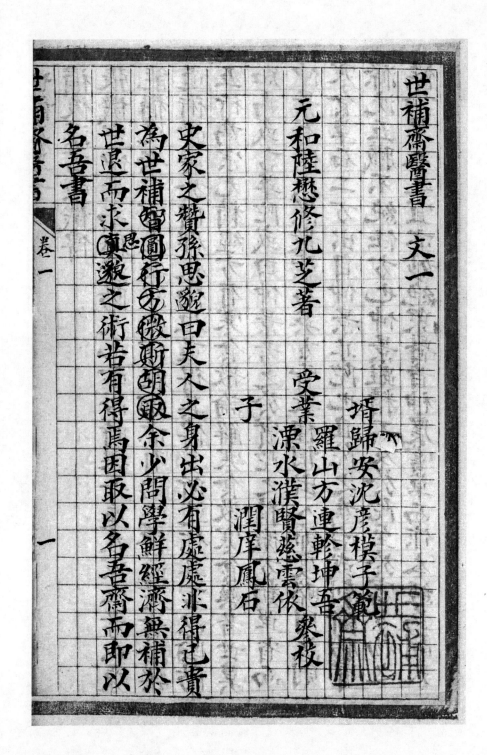

史家之贊孫思邈曰夫人之身出必有處處非得已貴為世補智圓行方微斯胡取余少問學鮮經濟無補於世退而求思邈之術若有得焉因取以名吾齋而即以名吾書

補後漢書張機傳

張機字仲景南郡涅陽人也靈帝時舉孝廉在家仁孝以廉能稱建安中官至長沙太守在郡亦有治迹博通羣書潛樂道術學醫於同郡張伯祖盡得其傳多所述作其言以陰陽五行為宗尤精經方有寒食散論解寒食散寒食藥者世莫知焉或言華陀或曰仲景考之於實陀之精微方類單省而仲景有侯氏黑散紫石英方皆數種相出入節度略同然則寒食草石二方出自仲景非陀也且陀之為治或刳斷腸胃滌洗五臟不純任方也仲景雖精不及於陀至於審方物之候論草木之宜亦妙絕衆醫首神農嘗草石作本經為開天

明道之聖人仲景元化起而述之故仲景黃素元化綠帙並有名稱而仲景論廣伊尹湯液為數十卷用之多驗見侍中王仲宣時年二十餘曰君有病四十當眉落半年而死令服五石湯可免仲宣嫌其言忤受湯勿服居三日見仲宣謂曰服湯否仲宣曰已服仲景曰色候固非服湯之診何輕命也仲宣猶不信後二十年果眉落一百八十七日而死終如其言美哉乎仲景之能候色驗眉也既至京師為名醫於當時稱上手居嘗慷慨歎曰凡欲和湯合藥鍼灸之法宜應精思必通十二經脈知三百六十孔穴榮衛氣行知病所在宜治之法不可不通古者上醫相色色脈與形不得相失黑乘赤

既至京
為名醫
當時稱上

者死赤來青者生中醫聽聲聲合五音火聞水聲煩悶干驚木聞金聲恐畏相刑脾者土也生育萬物迴動四傍太過則四肢不舉不及則九竅不通六識閉塞猶如醉人四季運轉終而復始下醫診脈知病原由流轉移動四時逆順相害相生當知臟腑之微此乃爲妙也又曰欲療諸病當先以湯蕩滌五臟六腑開通諸脈治道陰陽破散邪氣潤澤枯朽悅人皮膚益人氣血水能淨萬物故用湯也若四肢病久風冷發動次當用散散能逐邪風氣濕痹表裏移走居無常處者散當平之次當用丸丸藥者能逐風冷破積聚消諸堅癖進飲食調和榮衛能參合而行之者可爲上工故曰醫者意也又

曰不須汗而彊汗之者出其津液枯竭而死須汗而不與汗之者使諸毛孔閉塞令人悶絶而死不須下而彊下之者令人開腸洞泄不禁而死須下而不與下之者令人心内懊憹脹滿煩亂浮腫而死不須灸而彊與灸之者令人火邪入腹干錯五臟重加其煩而死須灸而不與灸之者令人冷結重凝久而深固氣上衝心無地消散病篤而死以宗族二百餘口死者三之二傷寒居其七迺引陰陽大論云春氣溫和夏氣暑熱秋氣清涼冬氣凜冽此則四時正氣之序也冬時嚴寒萬類深藏君子固密則不傷於寒觸冒之者乃名傷寒耳其傷於四時之氣者皆能為病以傷寒為毒者以其最成殺

厲之氣也中而即病者名曰傷寒不即病者寒毒藏於肌膚
至春變為温病至夏變為暑病暑病者熱極重於温也是以
辛苦之人春夏多温熱病皆由冬時觸冒寒冷所致非時行
之氣也凡時行者春時應煖而反大寒夏時應熱而反大涼
秋時應涼而反大熱冬時應寒而反大温此非其時而有其
氣是以一歲之中長幼之病多相似者此則時行之氣也又
引素問黄帝曰夫熱病者皆傷寒之類及人之傷於寒者則
為病熱五百餘言為傷寒日數部著論二十二篇證外合三
百九十七法一百一十三方自序之其辭曰余每覽越人入
虢之診望齊侯之色未嘗不慨然嘆其才秀也當今居世之

士曾不留神醫藥精究方術上以療君親之疾下以救貧賤之厄中以保身長全以養其生而但競逐榮勢企踵權豪孜孜汲汲惟名利是務崇飾其末而忽棄其本欲華其外而悴其內皮之不存毛將安附進不能愛人知物退不能愛躬知己卒然遇邪風之氣嬰非常之疾患及禍至而後震慄身居危地蒙蒙昧昧戇若游魂降志屈節欽望巫祝告窮歸天束手受敗賫百年之壽命將至寶之重器委付庸醫恣其所措咄嗟嗚呼厥身已斃神明消滅變為異物幽潛重泉徒為涕泣舉世昏迷莫能覺悟自育若是夫何榮世之有哉哀乎趨世之士馳競浮華不固根本忘軀殉物危若冰谷至於是也

拜藏

余宗族素多向餘二百建安紀元以來猶未十稔其死亡者三分有二傷寒居其七感往昔之淪喪傷横夭之莫救乃勤求古訓博采衆方撰用素問九卷八十一難陰陽大論胎臚藥録并平脉辨證為傷寒雜病論合十六卷雖未能盡愈諸病庶可以見病知源若能尋余所集思過半矣夫天布五行以植萬類人稟五常以為五臟經絡府輸陰陽會通元冥幽微變化難極易曰非天下之至賾其孰能與於此自非才高識妙豈能探其理致哉上古有神農黄帝岐伯伯高雷公少俞少師仲文中世有長桑扁鵲公乘陽慶及倉公下此以來未之聞也觀今之世不念思求經旨以演其所知各承家技

始終循舊省疾問病務求口給相對斯須便處湯藥按寸不及尺握手不及足人迎趺陽三部不參動數發息不滿五十短期未知決候九部曾無髣髴明堂闕庭盡不見察所謂窺管而已夫欲視死別生固亦難矣此皆醫之深戒病者可不謹以察之而自防慮也孔子云生而知之者上學則亞之多聞博識知之次也余宿尚方術請事斯語其文辭簡古奧雅凡治傷寒未有能出其右者其書推本素問之旨為諸方之祖華陀讀而善之曰此真活人書也靈獻之間俗儒末學醒醉不分而稽論當世疑誤視聽名賢濬哲多所防禦至於仲景特有神功鄉里有憂患者疾之易而愈之速雖扁鵲倉公

無以加之時人為之語曰醫中聖人張仲景江南諸師秘仲
景要方不傳所傳於世者傷寒雜病論十卷或稱方十五卷
或又稱黄素藥方二十五卷辨傷寒十卷評病要方一卷療
婦人方二卷五(月)藏論一卷口齒論一卷脈經一卷
論曰凡言成事者以功著易顯謀幾初者以理晦難昭漢自
中世以下太官大醫異端紛紜泥滯舊方互相詭駁張機取
諸理化以别草木之性高志確然獨拔羣俗言之者雖誠而
聞者未譬其為雷同者所排固其宜也豈幾慮自有明惑將
期數使之然歟夫利不在身以之謀事則智慮不私己以之
斷義必厲誠能釋利以循道使生以理全死與義合也不亦

君子之致為乎孔子曰危而不持顛而不扶則將焉用彼相矣左邱明有曰仁人之言其利博哉此葢道術所以有補於世後人皆當取鑒者也機撰著篇籍辭甚典美文多故不載原其大略蠲去復重亦足以信意而感物矣傳稱盛德必百世祀語云活千人者子孫必封信哉

贊曰塗分流別專門並興千載不作淵源誰澂

傳凡引伸處承接處多掇後漢書列傳中語以相聯屬篇首倣左雄傳冠南郡於涅陽之上以漢之涅陽縣屬南陽郡隋開皇初改為淉陽唐武德初屬鄧州貞觀元年省入穰縣金末始置鎮平縣屬申州元屬南陽府明洪武二年

省入南陽縣　國朝因之仲景生於涅陽傷寒論序尾自
署南陽者書郡不書縣也縣則前明始以南陽稱在漢則
當稱涅陽故河南通志書張機涅陽人
補傳引用書目諸書目附紀於後　内經素問　晉王叔和傷寒論序例
皇甫謐甲乙經自序　梁陶宏景別錄自序　隋巢氏病
源候論　唐孫思邈千金方　王燾外臺秘要　甘伯宗名醫錄　宋林億
新校進千金方疏　林億等外臺秘要注　唐慎微證類　太平御覽　王氏玉海
本草　唐甘伯宗名醫錄　宋李濂醫史　醫林列傳
鄭樵通志　馬端臨文獻通攷　河南通志　陳振孫書錄解題　河
南通志　四庫全書目錄　太平御覽

傷寒論自序云撰用素問九卷八十一難陰陽大論胎臚藥録并平脈辨證為傷寒雜病論合十六卷蓋謂撰用諸經後并平其脈辨其證以成此十六卷之論平字下是脈字辨字下則是證字而非脈字言下了然並非别有平脈辨脈篇也今所傳傷寒論有平脈法辨脈法二篇及諸可與不可等篇皆出叔和之手王安道言之頗詳迹其文筆絶類王氏脈經可斷其不是仲景語

王安道於仲景三百九十七法左算不合右算不合勉强湊集終無確數不若陳修園除去叔和平脈辨脈諸可與不可等篇依成無己注釋篇次適得三百九十七節謂此

即三百九十七法一節便是一法以北安道轉覺其直截了當

吳興莫枚叔研經言傷寒雜病論十六卷後人改題曰金匱玉函王燾外臺秘要引之概稱傷寒論唐慎微證類本草引之概稱金匱玉函方一從其朔一從其後也當時以十六卷文繁而有删本二其一就原書删存要略併為三卷題曰金匱玉函要略方後為宋仁宗時王洙所得其一就原書存脈法及六經治法又諸可不可等十卷題曰傷寒論而削雜病二字即今本傷寒論也此書行而十六卷之原書不可得見矣林億等又以所存三卷去其上卷而

分中下二卷為三卷以合原數改題曰金匱方論即今本
金匱要略也此書行而并删存之三卷亦不可復合矣吁
唐宋間人於仲景書任意分併一再改題而其去古也愈
遠矣

馬貴與文獻通攷引鼂氏云仲景著傷寒論有大人之病
而無嬰兒之患有北方之藥而無南方之治蓋陳蔡以南
不可用柴胡白虎二湯以治傷寒謂其言極有理此以鼂
與馬氏皆不明醫事而妄言之故不問南陽及長沙之地
與陳蔡相去幾何而如近人秦皇士傷寒大白又踵其失
且移長沙於大河之北因此而謂仲景之方宜於北方冬

月不治春夏秋三時南方之病遂以堅後人江浙無傷寒南方無真中風等諺而傷寒論因之益廢可懼也

江篁南名醫類案載方勻泊宅編汪訒菴醫方集解載趙養葵醫貫並云仲景為漢武帝治消渴則相去且三百餘年此數人者皆不一問建安為何人年號而仲景之地仲景之時並皆迷離惝恍豈不因史家失傳之故耶

或曰葛洪有言仲景開胸而納赤餅謂其為人治病有開胸納丸之異此不類仲景所為或以華元化有滌臟縫腸事而仲景與之齊名遂附會其說歟抱朴子一書率多寓言即其說果出稚川亦未可援以為据也

張介賓以方壺八法改作八陣及自作本草並引仲景語如無升麻以犀角代之此實朱肱之言也肱以己所著名活人書亦曰南陽書肱意本欲以此貌似仲景而介賓果認作仲景語耳況華陀安息香丸見於中藏經者乃為犀角入藥之始仲景初未嘗取用犀角安得有是語耶

方中行前條辨謂張松北見曹操以川中醫有仲景為誇仲景入蜀事無可据明是稗官家言

周禹載傷寒論三注自序中有云仲景未舉孝廉時相者云觀君思致殆曠世之良醫也禹載不言所自他書亦無可攷

喻嘉言醫門法律謂仲景推演傷寒中寒二論不知中寒論何以不傳至晉初即無可搜求并其弟子衛汎四逆三（按仲景書見於隋書經籍志者有四部）部厥經亦亡嘉言欲誣叔和妄為此說以見晉人之淺於誣醫仲景何嘗別有中寒論耶

喻嘉言尚論篇又謂仲景治温凡用表藥皆用桂枝吳鞠通温病條辨因之且謂渴不惡寒之温病以桂枝湯主之爲仲景原文其妄更甚

楊栗山傷寒瘟疫條辨載仲景傷寒論曰病家汗家診其尺脈澀先與黃芪建中湯補之然後汗之今傷寒論原文具在安有是言

據豎據

柯韻伯謂仲景治温病必别有方者已非而王孟英作温熱經緯列有仲景伏氣温病篇仲景外感温病篇仲景外感熱病篇一若仲景本有是數篇之名者又將金匱有合病一篇摭作仲景論疫悉皆臆説非仲景本意

隋書經籍志載游元桂林二十一卷目一卷毛子晋本作張議撰而校刊記据殿本監本改作張機今讀陳書有後主手授張譏玉柄麈尾又於鍾山松林下敕譏豎義取松枝代麈兩事則南朝自有張譏能捉麈豎義者非仲景也子晋不誤而据世本以改之者自誤耳余曾沿其訛采入補傳特證明之以誌吾過

六氣大司天上篇

醫書自仲景傷寒論後於晉有王叔和隋有巢元方唐有孫真人王刺史宋有成無己皆足以發明仲景之道未有以仲景為偏於溫者至金元之間劉守真李東垣朱丹溪出而後之相提並論者輒謂仲景偏於辛溫守真偏於涼瀉東垣偏於溫補丹溪偏於清滋於是有疑其偏而棄其法者有用其偏而執其法者有以偏救偏而偏愈甚者而不知皆非偏也子輿氏謂知人必論世凡在尚友者皆然豈至於醫而獨不然乎然欲明前人治法之非偏必先明六氣司天之為病六氣者如厥陰風木司天少陽相火在泉是為風火之氣少陰

氣

君火司天陽明燥金在泉是為火燥之氣太陰濕土司天太陽寒水在泉是為濕寒之氣少陽相火司天厥陰風木在泉是為火風之氣陽明燥金司天少陰君火在泉是為燥火之氣太陽寒水司天太陰濕土在泉是為寒濕之氣此逐年司天之六氣可運諸掌上者也余則更以六十年一氣之大司天計之余蓋本於外曾祖王樸莊先生引內經七百二十氣凡三十歲而為一紀千四百四十氣凡六十歲而為一周擴而大之以三百六十年為一大運六十年為一大氣五運六氣迭乘滿三千六百年為一大周公言如此遂以知古人之用寒用溫即各隨其所值之大司天以為治而在其人道與

時令往往有不自知者其人而當濕土寒水寒水濕土之運則以温散温補為治者非偏矣其人而當風火火風燥火火燥之運則以涼瀉清滋為治者非偏矣自余得公此論爰為古人盡發其藏溯自黄帝命大撓作甲子貞下起元從下元厥陰風木運始以厥陰為下元則少陰為上元太陰為中元復以少陽為下元則陽明為上元太陽為中元合前後三元而配以厥少太少陽太之六氣於黄帝八年起數前三十年為厥陰風木司天後三十年為少陽相火在泉歷高陽高辛、唐堯虞舜夏殷周秦至漢靈帝十七年改元中平之元年為第四十九甲子仲景當建安中乃中平甲子垂二十年時亦屬下元厥陰風火用事當時皆用烏附辛熱正值風火運中為治多誤故仲景以桂枝麻黃之溫治中風傷寒之病即以葛根芩連白虎承氣柏皮梔豉之清治溫熱濕溫之病凡遇溫熱即用寒涼其謂仲景但知秋冬不識春夏者不足與論仲景者也由此以推至宋高宗紹興十四年為第六十五甲子劉守真著素問元機序云大定丙午年為金世宗二十六年即宋孝宗淳熙十三年乃紹興甲子之四十三年燥火用事亦宜於涼張易水與守真同時李東垣為易水高弟值宋甯宗嘉泰四年為第六十六甲子寒濕用事故宜於溫丹溪生於至元卒於至正值泰定元年第六十八甲子火燥用事故

濇

溼土寒水

宜於清以上三家亦既按其時運一一符合即王海藏陰證略例純用溫藥麻革於癸卯年序之為金乃馬貞氏稱制之三年即宋理宗純佑三年仍在嘉泰甲子中至明張介賓為萬曆時人專主溫補則又為嘉靖四十三年第七十二甲子寒濕用事時矣後此吳又可論瘟疫周禹載論溫熱暑疫多用寒涼均值天啟四年第七十三甲子風火用事時故在
國朝康熙二十三年第七十四甲子火燥運中遵之多效至乾隆九年第七十五甲子運值濕寒其氣已轉而醫循故轍施治多乖樸莊先生傷寒論注成於乾隆甲寅以寒涼之治謂不合寒水濕土之運公之所治無不以溫散溫補見長蓋

膽

公固明於大司天之六氣而自知其所值為濕寒也若與公同時人則但樂於用温適與時合而實不自知其所以然矣其後嘉慶九年甲子為第七十有六屬於少陽相火厥陰風木則為火風之歲及余生於嘉慶戊寅中年以後肆力於醫逮今同治三年第七十七甲子又為陽明燥金少陰君火用事時上元之氣未至而至故於二年癸亥上海一隅霍亂盛行盡為熱證時醫以其手足厥逆競用丁附桂薑入口即斃余於甲子年獨以石膏芩連清而愈之或以涼水調膽礬吐而愈之證以我躬親歷而病之各隨司天以變者彌益顯然自此至今所遇時邪莫非温熱大都以涼散以寒瀉者愈之

為多以余所值燥火之運而宜寒涼則風燥二火之亦宜於涼寒濕濕寒之必宜於温概可推矣由是而知仲景之用青龍白虎湯也以其所值為風火也守真闢朱肱用温之誤申明仲景用寒之治為三已效方三一承氣也以其所值為燥燥火也東垣以脾胃立論專事升陽者以其所值為寒濕也丹溪以知柏治腎專事補陰者以其所值又為火燥也明乎此而知古聖昔賢著書立説都是補偏救敝之人仲景為醫中之聖師表萬世黄芩白虎即守真所本也建中理中即東垣所本也炙甘草湯黄連阿膠湯即丹溪所本也補瀉温涼各隨其運設以守真而遇濕寒決不偏於寒涼東垣而遇風燥

決不偏於溫補丹溪而遇寒濕決不偏於清滋乃讀其書不論其世因而不知其人輒謂如某者偏於涼如某者偏於溫孰能知法固非偏而不善用其法者之自涉於偏哉此無他皆坐不講司天故也

六氣大司天下篇

內經有曰必先歲氣毋伐天和此但就逐年之歲氣言之而六十年之歲氣亦不可不講也審矣余既明前人治法各從歲氣更以古今治痘家按時索之有益覺其顯然者兒病自錢仲陽減金匱八味丸之桂附而其於小兒之痘亦用清法則以其與守真同為六十五甲子燥火用事時也陳文中十

一味木香散十二味異功散專主溫補則以其與東垣同為六十六甲子寒濕用事時也至丹溪以解毒和中立法復舍陳取錢則以其時又為六十八甲子火燥用事同於守真而異於東垣也迨前明汪機作痘證理辨自序於嘉靖九年庚寅以是年痘灾盛行其治皆主於涼是為宏治十七年第七十一甲子燥火運中有宜然者洎乎嘉靖末年下逮隆萬苦寒之弊層見迭出故萬密齋聶久吾輩首重保元莫不以溫補為事而崇正甲戌費建中救偏瑣言出專主寒涼下奪其書中紀一茸附治驗似乎不類而考其時尚為庚申年萬歷庚申正是七十二甲子張介賓著書時若天啟以後所值七

驗

運中二字改溼寒

十三甲子運轉風火七十四甲子接運燥火此二運風與燥異而其為火則同故費書猶盛行於康雍之閒而乾隆九年既交七十五甲子濕寒之運則相沿成習者又相反矣維時毘陵莊在田著遂生編以治痘福幼編以治痙切戒寒涼全活無算然揆諸嘉道閒則又有不然者以嘉慶九年第七十六甲子又值風火用事故醒未子於嘉慶癸酉重刻在田書已云時師之失固在寒涼莊公之得固在溫補然苟有偏執則亦不能無弊豈不因莊所值為寒濕而醒未子所值為風火燥火度必已有投此而不驗者故為是言而特不能識寒濕運中治法不可施諸風燥二火之運耳若余既值同治三年七

熱

此下接寫附六
司天三元甲子攷

十七甲子火燥之運每於瘟主清熱解毒瘧主瀉火墜痰而遇虛寒之體敗壞之證則步趨莊法亦足以應無窮之變蓋病者而果屬虛寒病甚而已極敗壞凡在四損之列者本不得常法是拘即使温熱之末傳或亦須辛温之反佐而況地形之南北有高下人身之稟賦有强弱且於抱恙之新久尤有分別凡所以隨機而應變者本非一言可竟而治病之法不出内經内經之治不外六氣自天元正紀以下七篇百病之治皆在其間豈可因其所論皆運氣而忘其為治法所從出哉

旨本

陰俱宜作陰

附大司天三元甲子攷

明薛方山先生作甲子會紀第一甲子起黃帝八年至嘉靖四十三年爲第七十二甲子　國朝陳榕門先生作甲子紀元因之余推貞下起元之旨準以厥少太少陽太之六氣凡前賢治病用藥咸相符合爰爲攷而次之如左

黃帝八年起第一甲子 下元 厥陰風木少陽相火

黃帝六十八年第二甲子 上元 少陰君火陽明燥金

少昊十八年第三甲子 中元 太陰溼土太陽寒水

少昊七十八年第四甲子 下元 少陽相火厥陰風木

顓頊五十四年第五甲子 上元 陽明燥金少陰君火

帝嚳二十九年第六甲子中元太陽寒水太陰溼土
帝堯二十一載第七甲子下元厥陰風木少陽相火
帝堯八十一載第八甲子上元少陰君火陽明燥金
帝舜三十九載第九甲子中元太陰溼土太陽寒水
夏仲康三歲第十甲子下元少陽相火厥陰風木
帝相六十歲十一甲子上元陽明燥金少陰君火
帝槐四歲十二甲子中元太陽寒水太陰溼土
帝不降四歲十三甲子下元厥陰風木少陽相火
帝扃五歲十四甲子上元少陰君火陽明燥金
帝孔甲二十三歲十五甲子中元太陰溼土太陽寒水

帝癸二十二歲十六甲子 下元 少陽相火厥陰風木
商太甲十七祀十七甲子 上元 陽明燥金少陰君火
太康庚十五祀十八甲子 中元 太陽寒水太陰溼土
太戊二十一祀十九甲子 下元 厥陰風木少陽相火
仲丁六祀二十甲子 上元 少陰君火陽明燥金
祖辛十祀二十一甲子 中元 太陰溼土太陽寒水
祖丁二十九祀二十二甲子 下元 少陽相火厥陰風木
盤庚二十五祀二十三甲子 上元 陽明燥金少陰君火
武丁八祀二十四甲子 中元 太陽寒水太陰溼土
祖甲二祀二十五甲子 下元 厥陰風木少陽相火

穆

武乙二祀二十六甲子　上元　少陰君火陽明燥金
受辛十八祀二十七甲子　中元　太陰溼土太陽寒水
周康王二年二十八甲子　下元　少陽相火厥陰風木
昭王三十六年二十九甲子　上元　陽明燥金少陰君火
穆王四十五年三十甲子　中元　太陽寒水太陰溼土
孝王十三年三十一甲子　下元　厥陰風木少陽相火
共和五年三十二甲子　上元　少陰君火陽明燥金
幽王五年三十三甲子　中元　太陰溼土太陽寒水
桓王三年三十四甲子　下元　少陽相火厥陰風木
惠王二十年三十五甲子　上元　陽明燥金少陰君火

定王十年三十六甲子中元太陽寒水太陰溼土
景王八年三十七甲子下元厥陰風木少陽相火
敬王四十三年三十八甲子上元少陰君火陽明燥金
威烈王九年三十九甲子中元太陰溼土太陽寒水
顯王十二年四十甲子下元少陽相火厥陰風木
赧王十八年四十一甲子上元陽明燥金少陰君火
秦始皇十年四十二甲子中元太陽寒水太陰溼土
漢文帝三年四十三甲子下元厥陰風木少陽相火
武帝元狩六年四十四甲子上元少陰君火陽明燥金
宣帝五鳳元年四十五甲子中元太陰溼土太陽寒水

陰
興
興甯

平帝元始四年四十六甲子 下元 少陽相火厥陰風木

明帝永平七年四十七甲子 上元 陽明燥金少陰君火

安帝延光三年四十八甲子 中元 太陽寒水太陰溼土

靈帝中平元年四十九甲子 下元 厥陰風木少陽相火

蜀漢後帝延熙七年五十甲子 上元 少陽△君火陽明燥金

晉惠帝永興△元年五十一甲子 中元 太陰溼土太陽寒水

哀帝興△甯△二年五十二甲子 下元 少陽相火厥陰風木

宋文帝元嘉元年五十三甲子 上元 陽明燥金少陰君火

齊武帝永明二年五十四甲子 中元 太陽寒水太陰溼土

梁武帝大同十年五十五甲子 下元 厥陰風木少陽相火

高
興
高紹興

隋文帝仁壽四年五十六甲子 上元 少陰君火陽明燥金
唐高宗麟德元年五十七甲子 中元 太陰溼土太陽寒水
元宗開元十二年五十八甲子 下元 少陽相火厥陰風木
德宗興元元年五十九甲子 上元 陽明燥金少陰君火
武宗會昌四年六十甲子 中元 太陽寒水太陰溼土
昭宗天祐元年六十一甲子 下元 厥陰風木少陽相火
宋太祖乾德二年六十二甲子 上元 少陰君火陽明燥金
仁宗天聖二年六十三甲子 中元 太陰溼土太陽寒水
神宗元豐七年六十四甲子 下元 少陽相火厥陰風木
高宗紹興十四年六十五甲子 上元 陽明燥金少陰君火

甯　統

甯宗嘉泰四年六十六甲子中元太陽寒水太陰溼土
理宗景定五年六十七甲子下元厥陰風木少陽相火
元泰定帝泰定元年六十八甲子上元少陰君火陽明燥金
明太祖洪武十七年六十九甲子中元太陰溼土太陽寒水
英宗正統九年七十甲子下元少陽相火厥陰風木
孝宗宏治十七年七十一甲子上元陽明燥金少陰君火
世宗嘉靖四十三年七十二甲子中元太陽寒水太陰溼土
熹宗天啟四年七十三甲子下元厥陰風木少陽相火
至我　國朝
聖祖仁皇帝康熙二十三年七十四甲子上元少陰君火陽

高
睿

明燥金
高宗純皇帝乾隆九年七十五甲子中元太陰溼土太陽寒
水
仁宗睿皇帝嘉慶九年七十六甲子下元少陽相火厥陰風
木
穆宗毅皇帝同治三年七十七甲子上元陽明燥金少陰君
火
今上皇帝光緒萬萬年

世補齋醫書　文二

元和陸懋修九芝著
壻歸安沈彥模子範
受業　羅山方連軫坤吾
溧水濮賢慈雲依　參校
子　潤庠鳳石

傷寒有五論一

傷寒論之不明於世也久矣昔人謂讀傷寒論當求其所以立法之意余謂讀傷寒論當先求所以命名之意不審其論之何以名傷寒則何怪人之不善用傷寒方哉凡病之為風

為寒為温為熱為濕温者古皆謂之傷寒乃人知風與寒為傷寒論中病而於温與熱謂不可用傷寒論中方其意若曰方既出於傷寒論自是治寒方必非治温法豈有治温而用治寒方者於是一遇温熱病無不力闢傷寒方更無人知温熱之病本隸於傷寒論中而温熱之方並不在傷寒論外者仲景傷寒論自序云撰用素問九卷八十一難則欲讀傷寒論必先於素問求之素問曰熱病者皆傷寒之類也又曰人之傷於寒也則為病熱又曰人傷於寒而傳為熱何也寒甚則生熱也又曰凡病傷寒而成温者先夏至日為病温後夏至日為病暑蓋素問之言熱言病之既仲景之言寒言病之

朔比而觀之自知寒之必化為熱而溫之必本於寒其反援素問以駁仲景者固不足與議矣然苟非證之以難經尚不知仲景所以名論之故難經五十八難曰傷寒有幾答曰傷寒有五有中風有傷寒有濕溫有熱病有溫病傷寒者病之總名也下五者病之分證也傷寒為綱其目則五一曰中風二曰傷寒三曰濕溫四曰熱病五曰溫病明說傷寒有五種爲病既來自傷寒是當從病之來路上立論論即從病之來路上命名故仲景傷寒論之傷寒字即難經傷寒有五之傷寒字非二曰傷寒之傷寒字也仲景所以撰用素問難經者如此明乎此而以傷寒論中病一一按之如太陽病發熱汗

出惡風脈緩者名曰中風太陽病或已發熱或未發熱必惡寒體痛嘔逆脈陰陽俱緊者名曰傷寒其病皆自傷寒來其為方也如桂枝麻黄之辛温者皆治之如太陽病關節疼痛而煩脈沉而細者此為濕痺太陽中熱者暍是也其人汗出惡寒身熱而渴也太陽病發熱而渴不惡寒者為温病其病亦自傷寒來其為方也如葛根之辛涼石膏之辛甘寒黄芩黄連大黄之諸苦寒者皆治之豈不以傷寒之為論固為諸傷寒病設凡傷寒之若風若寒若温若熱若濕温五種無不於論中列方既用桂麻治風寒即以葛根輩治温熱分繫其方於傷寒論中而豈獨治五種内惡寒體痛嘔逆脈緊之傷

寒一種乎哉慨自治習之久莫不以仲景傷寒有五之大綱爲專治二曰傷寒之一種一若但見論中有桂枝麻黄不見論中有膏黄芩連者夫膏黄芩連豈治寒者哉豈不是治溫治熱者哉乃以論名傷寒即謂仲景不知溫熱則論亦不名中風何不并云仲景不知中風乎古人有言不明五運六氣檢徧方書何濟是惟先識仲景所值氣運爲風爲火宗族之病死於風寒溫熱濕溫之幾種者居多當時習用崔文行神丹君硃砂而臣烏附佐以半夏人參茯苓使以射罔名曰赤丸以象朱鳥七宿者其人而病風寒旣不宜於附子其人而病溫熱更不宜於烏頭乃於三日以內便用神丹不識溫

熱寒涼四法未可通用所以仲景特用東方蒼龍西方白虎北方元武而獨不用南方之朱雀也然而唐宋以來於傷寒論之但用三方竟無能舉其說者宜莫不以傷寒論中方為用温之祖絕不知傷寒論中方亦為用寒之祖矣夫仲景方為上古聖人相傳之方所謂經方也伊尹殁而仲景出凡伊尹湯液之失傳者如膏知之辛寒硝黃之鹹寒芩連柏之苦寒始與薑附桂之辛温辛熱各標見於傷寒之論奈何今云亦云習焉不察不將難經傷寒有五之文求仲景傷寒論所以命名之意而以為治風寒者可取諸論中治温熱者必求諸論外故風寒之治得其法而温熱之治盡失其傳也余以

秦越人發幾種之問作五種之對乃知五種之傷寒並隸於傷寒之一論則傷寒論者明是五種傷寒之總論而溫熱之治即在其中前人言之而未詳猶待後人申之而大白也快哉余讀仲景書如桶底脫矣

傷寒有五論二

王叔和搜采仲景舊論錄其對病真方以防世急而作序例舊論者即此五種之論也對病者對此五種之病也五者之說徐靈胎言之於難經經釋呂㮽村言之於傷寒尋源若程郊倩之二十五頁非不欲明此意而牛鬼蛇神陷入魔障無足深論獨其於傷寒所致太陽病痓濕暍與傷寒相似條下

釋之曰上傷寒字指傷寒論一書下傷寒字指寒傷營一證則其言抑何精也再有雙行自注傷寒猶寧國嘉興之有府傷寒病猶寧國嘉興之有縣寧國之蘭陵涇縣亦稱寧國嘉興之平湖秀水亦稱嘉興以其府屬之同也只此數言罕譬而喻頗足解頤亦何必作此二十五頁之天魔舞哉彼徽產也故言皖淛我是吳儂但知吳地吳之有江寧府亦有江寧縣也江寧縣即傷寒論之傷寒也其上元六縣則傷寒論之風也溫也熱也濕溫也而上元諸縣人均得稱江寧人者不言縣而言府也以此明風寒溫熱之皆名傷寒而傷寒之五種不亦同於江寧之七縣哉推而論之則如鐘鏞之皆可名

鍾鼎鼐之皆可名鼎尊罍之皆可名尊即此類也然猶不若以五金言之一曰金二曰銀三曰銅四曰鐵五曰錫五金之中其一曰金傷寒論非五金之總論耶且不若以五侯言之一曰公二曰侯三曰伯四曰子五曰男五侯之中其二曰侯傷寒論非五侯之總論耶能近取譬可以爲方惟顧五者之復明於世俾人知風寒溫熱之皆在論中論中之方可治風寒亦治溫熱則凡爲傷寒方難用之説者可自此一埽而空矣

傷寒有五論三

世人之不解溫熱爲傷寒者比比然矣豈知世所不解者且

不獨在傷寒之温熱而并不解傷寒之中風於何見之見之於林億等千金方例第八條億以彼時将傷寒中風熱病温病通曰傷寒為非謂此為今日醫家公患故其於外臺第二卷亦曰臣億案傷寒論傷寒中風自是兩疾今云傷寒中風者非則億之不解傷寒為總名而中風為傷寒之一者顯然矣余所見外臺書為日本醫官尚德以宋本校刊者尚德於是書其眉曰傷寒固併傷寒之中風言億等未達其旨耳林億之言其貽誚於東瀛如此余按外臺中風第一條引巢氏病源中風傷寒之狀王燾之意豈不曰中風為傷寒中一狀乎蛛絲鳥篆尚賴有隋唐間人足以取證而億等所言謬已

如此又遑論乎其後哉再觀千金方第九卷為傷寒上第十卷為傷寒下所載大青龍湯治中風傷寒陽旦湯栝蔞根湯治傷寒中風參錯言之蓋以其病為傷寒內之中風皆非平列兩證也故其於解肌湯酒膽湯皆云傷寒温病爲扇猪脂方大棗烏梅方皆云傷寒熱病凡此皆言傷寒內之温熱意亦猶是後人於此等處俱看作兩證並列則胡不一審其卷第固是傷寒而卷中分繫各證正與仲景之以傷寒名論者同其例乎不察乎此則解肌烏扇諸方可不分寒與温與熱而通治之耶不能了然於目所以不能了然於心乃余則正以億等之誤解而又得一確據矣

此四行改作雙行每四爲一行每行小注接寫又得一碓標美之下

吾蘇嘉慶年間顧西疇之孫大田懸一榜於門曰顧大田傷寒大田固通治四時寒熱之病者也而但標傷寒兩字於門可見大田時人尚能知四時寒熱皆名傷寒否則大田豈獨為冬醫而春夏秋無過而問焉者耶

傷寒方論一

仲景為醫中之聖傷寒論為醫書有方之祖傷寒論以前則神農氏徧味草木著寒溫平熱之性有本草經三卷而不出一方軒轅氏命岐伯俞跗雷公察明堂究息脈咨岐伯作內經巫彭桐君處方餌而僅有數方伊尹以元聖撰用神農本草作為湯液而方不傳春秋時醫和醫緩以醫名而不以方

傳扁鵲受長桑君禁方所傳於世者八十一難而其生郭太子見齊桓公午及其為帶下醫顱顖醫耳目痺醫者俱未悉其所以為方也倉公受公乘陽慶禁方所僅存者一二方耳其他如陽劑剛石陰劑柔石者亦未審其何以為方也然則方不肇自仲景用方者不仲景之是求而誰求哉至其後乎仲景者華陀中藏經有方六十道而刳腸湔胃刮骨縫腸大異仲景之治雖有方而不恃乎方晉皇甫謐甲乙經專論鍼刺而無方王叔和脈經但言脈法而無方隋巢元方諸病源候論第載病源而亦無方惟李唐之初孫真人王刺史出而以其方重之曰千金珍之曰祕要是皆足以攷仲景方者此

千金方翼外臺祕要兩書所以亦不可不讀也今人常見之病一一為仲景常言之病並非古人别有古病而今病為古人所不識也病即其病而謂獨不可用其方者何歟

傷寒方論二

一部傷寒論只有三種方一曰辛散桂麻諸方是也一曰寒瀉膏黃諸方是也一曰温補薑附諸方是也升葛柴辛統於桂麻芩連梔柏統於膏黃吳萸蜀椒統於薑附薑附桂麻是為温法膏黃與芩連是為清法桂枝之與石膏芩連之與乾薑附子之與大黃是為温清合法補則用人參者十八方亦分三種以為治而皆補陰氣不是補陽試觀仲景補法一則甘

草再則棗草輕則白芍棗草重則人參棗草此數者悉是補陰之品仲景之用補於去病時者如是焉已耳且論中諸方惟桂麻青龍為正治風寒之法此外則皆救逆法也試以桂麻論之太陽有桂枝湯麻黃湯葛根湯大小青龍湯陽明之始亦有桂麻二湯少陽有柴胡桂枝湯太陰有桂枝加大黃湯理中加桂湯亦有桂枝湯少陰有麻附辛甘二湯厥陰有當歸四逆湯皆不離桂麻二味蓋病而僅屬風寒不論傳在何經只須桂麻辛散表邪自無不解不治而病入陽明府則為實熱不可辛散矣不治而病入太陰藏則為虛寒不可寒瀉矣若少厥病之虛寒若同於太陰藏亦宜溫補若少厥病而

爲實熱仍還陽明府則應寒瀉蓋桂麻以辛散者祛寒膏黄以撤熱者救陰薑附以辛熱者回陽人參以養陰者退熱病在太陽則用麻桂病在太少則用柴胡病入陽明則用葛根病入少厥則用細辛此仲景之辛散也非寒不瀉芩連膏黄仲景之瀉藥非溫不補萸椒薑附仲景之補藥一百十二方以此數語括之頭頭是道何難用之有

傷寒方論三

古今之病不外寒熱兩途古今之治不外溫清兩法古於汗病通曰傷寒不知何時寖失此旨遂不審傷寒之論不獨有治寒之方前人於溫熱病禁用傷寒方者只是教人於葛根

等病不得仍用桂麻等方而非通指凡傷寒方言也不知何時又失此旨將傷寒論中方自葛根而下如芩連梔柏之統於膏黄者始則不識其病繼且不解其方因而不用其藥最可笑者韓祗和覺桂枝之難用而謂今昔有不同朱肱龐安常皆謂夏月用麻桂發表須加寒藥否則熱甚斑黄王安道曰近代學者視仲景書欲仗焉而不敢終决欲棄焉則猶以為立法之祖而莫能外甚則待為文具又甚則束之高閣至陳素中特作傷寒辨證且曰人遇温熱病但以為桂枝麻黄今時難用或以為春夏用桂枝麻黄須加石膏黄芩已極可笑而又曰或亦有知用寒涼清解反不敢用桂枝麻黄者則

更不知所云矣夫傷寒論豈止桂麻二方用傷寒方者豈必用桂麻二物總由傷寒兩字碍目刺手不能知風寒溫熱皆歸此論溫法清法劈分兩途否在論中者故有此種種疑難徒貽笑柄否則以為傷寒方可以如此之難用也遇太陽有汗之中風則用桂枝遇太陽無汗之傷寒則用麻黄遇陽明惡熱不惡寒汗多渴飲者則用葛根芩連而已病之有汗無汗惡寒不惡寒渴與不渴用有能食不能食睡倒不睡倒無一不予人以可見而更參之以脉合之以時宜溫宜清固有截然不清者況以醫者當身所值六十年之氣化計之濕寒寒濕之運則以能用桂麻薑附為長風燥二火之運則以能

用芩連膏黃為長六六三百六十年宜從溫法者二宜從清法者四即言六氣不過寒熱兩途即言六氣之治亦不過溫清兩法而傷寒論為法具備其斯以為仲景矣乎

傷寒去實論

天為清虛之府人為虛靈之體不為病也有病則為實寒之邪曰實邪傷於寒曰表實猶曰虛器之中有物焉以實之非強實壯實之謂徐之才十劑中輕可去實即此實字自夫人人以體之強壯者為結實以體之不甚強壯者為不結實遂謂結實者必無病病則必由於不結實而將內經實則瀉之及母實實之訓亦認作結實之實且於臨病人時預懸一強

於經所云邪勝則虛之者

壯之形於心而目中則正見其病態之郎當固無怪天下無當去之實而只有當補之虛即未必定用補虛之方亦决不敢用去實之藥所以徐之才謂病爲實彼方謂實則不病孰知之才之所謂實即彼之視以爲虛者哉況在病者因實而病彼且謂因病而虛又誰知彼所謂虛即病之所由以實者哉於是而我意中之實爲彼口中之虛彼意中之虛即我口中之實實字之不解遂并虛字而亦昧之竟無人知無病爲虛虛不爲害有病爲實實必速去之理而去實所以保虛者更不解矣或曰然則補藥何時可用乎余曰一則無病一則病後除虛證外既有實邪斷不議補於邪實之時

害者自不肯信余言試請曾受害者一回想之可乎即如彼此
之言曰稟氣旺者雖感重邪其發必輕稟氣弱者即感微邪
其發亦重以余所見則稟之弱者隨感隨發其發也輕以其
邪亦不能實也稟之厚者感受之久鬱而不發發則必重以
其邪亦實之甚也或又曰人之強壯者盡力去邪儘不妨事
人之羸弱者即用些少去病之藥亦所不勝此言亦大不然
以余所治人果強壯即留病一二日於事無妨而用藥則不
可輕若其人而已覺羸弱則去病宜速只多留一二日之病
即危而用藥本不必重兩說並存以俟後之覽者一評隲之
何如

傷寒補虛論

邪實於表為表實邪實於裏為裏實余既明古人所說實字即是邪字自不至以體虛之虛與邪實作對待觀矣然病固自有虛不達邪者亦豈無法以處之仲景於此固自有補虛之法人又不知耳其法云何始則芍草繼則人參芍草而已如麻黃湯白虎湯大青龍湯則以甘草為補也桂枝湯葛根湯黃芩湯四逆散則以芍草為補也柴胡湯理中湯吳茱萸湯則以參草為補也而如瀉心湯四逆湯復脈湯之君甘草者更可見也余故知甘草為仲景之補藥芍草尤仲景之補藥豈必於芍草外另尋補藥乎再以參論則仲景於桂枝證

用參而有新加湯矣於芩連證用參而有瀉心湯矣於石膏證用參而有人參白虎湯竹葉石膏湯矣於柴胡證用參而有柴胡湯附子證用參而有附子湯矣更以利止亡血證用參於四逆湯以已極汗下證用參於茯苓四逆湯芍草之助人參焉耳余故知仲景惟以人參為補又豈必另尋補藥於人參外乎別錄謂人參功用同於甘草凡在寒溫補瀉之劑皆可相劑以成功　國朝徐靈胎亦謂仲景之於人參以補為瀉從無與滋膩之物同入感證中者所以喻嘉言每用三五七分之參於去病方中為獨得仲景法蓋惟嘉言能知仲景之用參一如其用草者則且不必問仲景之何以用參只

一問仲景之何以用草而已識仲景於去實之方即有補虛之藥矣以此教人後世猶有謂傷寒無補法者

自參之為用失其法而當其去病未聞有一用參者及其病既危篤則非一二三兩之獨參湯必不能回元氣於無何有之鄉乃至此而方用三五七分之參又雜以他藥反見脹滿反見脹滿則曰虛不受補夫補藥所以救虛豈有果虛而不受補者蓋既不善用參於病未危之前又不善用參於病既危之後嗟乎一參而已其於先後多少之間能信任而無惑者有幾人哉

傷寒論六經提綱

太陽之為病脈浮頭項強痛而惡寒

六經提綱皆主氣化六經為標六氣為本太陽之為病寒水之氣為病也寒為病故宜溫散水為病故宜利水篇中凡言太陽病者皆就寒水之病言也

陽明之為病胃家實也

千金作胃中寒蓋推病本言之也兩陽合明名曰陽明寒水之邪至此成熱即至此成實胃屬燥金其在氣化則燥金病也篇中凡稱陽明病皆有胃家實三字在內提綱以邪實為主而凡所言身熱汗自出不惡寒反惡熱者亦綱也并所言陽明居中萬物所歸無所復傳者亦綱也

鞭

少陽之為病口苦咽乾目眩也
少陽氣化為相火故以相火病為提綱而凡往來寒熱脇
痛耳聾咳悸嘔渴但見一證即是相火之病亦皆為少陽
之綱篇中凡言少陽病皆放此
太陰之為病腹滿而吐食不下自利益甚時腹自痛若下之
必胸下結鞭
謹案御纂醫宗金鑑謂腹滿下當先有自利二字
又謂自利句當在結鞭字下否則仲景不當於自利益甚
後復言若下之矣千金作食不下下之益甚無自利二字
或提綱中本不言自利乎太陰病生於本本者濕土也屬

寒者多其有溜入陽明府而為熱者則已見於陽明篇故
太陰篇次獨少也凡篇中言太陰病皆指此提綱言
少陰之為病脈微細但欲寐也
少陰之上君火主之本陽標陰其病從標為足少陰從本
則為手少陰以下利為腎水病而咽痛即君火病也世以
少陰咽痛謂為腎病宜溫皆忘卻氣化之為君火故耳況
即下利一證亦有從本化而為熱者哉但欲寐是欲寐而
不能寐非多眠睡也篇中凡言少陰病皆指此脈證言之
厥陰之為病消渴氣上撞心心中疼熱饑而不欲食食即吐
蚘下之利不止

兩陰交盡名曰厥陰厥陰為標風木為本故厥陰病皆風木之病木中有火標陰而本陽凡厥陰病主以消渴猶太陰病主以腹滿腹滿消渴二端尤為太厥綱中之綱篇中一言厥陰中風兩言厥陰病並此只有四條皆為綱

仲景書本為傷寒雜病論六經提綱傷寒如此雜病亦如此舍此則不能治傷寒亦不能治雜病凡六經之分在於寒水燥金相火濕土君火風木之六氣不僅為足六經手六經也讀內經者自知之彼所謂傳足不傳手者偏膜語耳

沈

論仲景脉法所重浮沈遲數而不浮大數動滑沈澀弱弦微以類相從浮沈以位言遲數以至數言浮數陽也而大滑動亦為陽沈遲陰也而澀弱弦微亦為陰叔和辨脉法去陽病見陰脉者死陰病見陽脉者生仲景之平脉以辨證者如此叔和可稱能說仲景之意者矣凡人以不浮不沈不遲不數為經脉反是則為病脉而病脉之中又以脉有胃氣為吉真臓脉見為凶此則真有關於生死者若本文之生死二字則正教人以不使之死而使之生也如病之初為浮大數動滑而其繼也漸見沈澀弱弦微者是陽消陰長之機於病為進病之初為沈澀弱弦微而其繼也漸見浮大數動滑者是陽進陰退

之象其病為欲愈此脈之有定者也醫必當體會之如浮為
陽而兼見大數滑動之陽脉是重陽也必為陽盛之病當急
撤其陽邪沈為陰而兼見澀弱弦微之陰脈是重陰也必為
陰盛之病當急破其陰邪且也浮既為陽而浮之中反見澀
弱弦微則陰氣上入陽中將有亡陽之變當以扶陽為急沈
既為陰而沉之中反見大滑動數則陽邪下陷陰中將有陰
竭之虞當以存陰為急此脈之無定者也醫則能轉移之仲
景之意蓋謂陽病不可使見陰脈陰病必當使見陽脈耳豈
於陽病一見陰脈即曰無可治陰病一見陽脈即曰不必治
乎余於是即仲景之脈法以求仲景之治法仲景於太陽病

用桂麻者以其脉之浮緩浮緊也緊與緩皆陰脉而治之以辛溫則不死於太陽病用薑附者以其脉之微弱沈微也微與弱亦陰脉而治之以辛熱亦不死仲景於陽明病用膏黃者以其脉之浮大浮長也長與大皆陽脉而苟非治以苦寒則必死仲景於三陰之陰病用薑附者以其脉之沈細於三陰之陽病仍用膏黃者以其脉之浮滑也沈細為陰脉苟非治以辛熱則不生浮滑為陽脉苟非治以苦寒則亦不生是故宜用辛溫時不可早用辛涼宜用辛涼時不可仍用辛溫而於宜辛熱者不得僅用辛溫可知宜苦寒者不得通用甘寒皆可知矣惟其治之有法所以能使陽病不見陰脉能使

陰病得見陽脈也此仲景之意惟叔和為能説仲景之意也更以仲景論舌胎觀之經云能合色脈萬舉萬全舌亦色之一也夫病以證為主凡仲景言舌者五舉一白胎而分燥滑因以其舌參觀其證必先有證而後有方方以治證非徒以治舌也乃元人杜清碧不以證言徒以舌言繪為三十六圖名金鏡錄或廣至一百三十七圖或又減為一百二十圖於白黄灰黑外又有紅色紫色藍色黴醬色每色有十餘圖每圖莫不有方並不言此舌之因何證而見一若方即以舌為準而不必更論其證者徒亂人意實無關於治法也

卷三之五

世補齋醫書三易稿

衛疏

世補齋醫書　文三

元和陸懋修九芝著

壻歸安沈彥模子範
受業羅山方連軫坤吾
受業溧水濮賢慈雲依　參校
子潤庠鳳石

太陽寒水病方說

太陽主表為心肺之陽統一身之營衛實寒水之所司衛氣疎泄而行於外風能中之營氣固密而行於中寒能傷之風寒之中傷皆發表熱其中風者有惡風惡寒頭痛項强等證

骨　脈　滿　渴

其傷寒者更有嘔逆腰痛骨節煩疼等證而表邪之在衛在營則以脈之浮緩浮緊分之即於身之有汗無汗定之衛病營未病則脈緩而有汗營病衛亦病則脈緊而無汗汗出而不喘滿者用桂枝喘滿而不汗出者用麻黃不汗而喘喘而煩躁者用石膏此桂麻青龍所以為汗法之三級也有汗不用麻黃湯無汗不用桂枝湯不煩躁不用大青龍湯其辨如此太陽以膀胱為府邪入裏為犯本汗為心液水之氣也故太陽病以發汗為出路又以利水為去路凡利水之法以小便不利為辨其渴欲飲水小便不利而為水逆者五苓散用桂枝是通裏仍兼解表也非水畜而畜血則又以小便自利

鼻睡

為辨其人善忘如狂小便自利者桃仁承氣湯亦用桂枝是攻裏仍兼解表也古稱寒熱病為汗病謂皆當從汗解故汗不可過而亦不可失過汗則液涸而亡其陽邪入少陰則有薑附之治而理中四逆同之失汗則熱熾而鑠其陰邪入陽明則有芩連之治而白虎三承氣繼之

陽明燥金病方說

陽明主裏為燥金氣化外候肌肉內以候胃有病經病府之不同如身熱汗自出不惡寒反惡熱始初惡寒繼而大熱目疼鼻乾不得眠或多眠睡脈大而長者經病也胃實不大便潮熱日晡所熱譫語睛不和昏不識人甚則循衣摸牀撮空

葛 梔 渴

理線脈滑而實者府病也其陽明之經病先有不同如脈浮汗出惡風者仍用桂枝湯脈浮無汗而喘者仍用麻黄湯脈浮無汗惡寒而或兼自利者則用葛根桂麻湯是皆太陽病初入陽明之表也若裏熱達外之表則病已離太陽或本不始太陽斷無更用桂麻之理而如葛根芩連一法即大青龍之變局實陽明病之主方蓋葛根之發大異桂麻而芩連之清亦微異於石膏也其淺者虛煩懊憹則以梔豉湯探吐之其重者渴飲多汗壯熱滿悶則以白虎湯直清之虛則白虎加人參湯補而達之此皆陽明經證無不以汗為先着吐為正着清次為要着失此不治而至胃家實腹有燥屎則為入

府燥屎不去即病變每至百出不可勝言能出生不死此時撤熱救陰舍承氣無他法
是又為府證中緊着也而陽明之府證又有三焉其邪有太
陽來為脾約脾不能為胃行其津液用麻仁丸謂之太陽陽
明邪自少陽來為大便難木氣不能疏通其土用大柴胡湯
謂之少陽陽明二方與正陽陽明胃家實之必用三承氣者則尚有
微有不同凡攻下之法必待惡寒罷表盡解之後若惡寒者
太陽表證未了尤慎不可攻此所以有急下存陰之訓而又
曰下不厭遲者正謂有惡寒即不可議下也

少陽相火病方說

少陽主半表半裏其病發於腠理三陽經太陽為開陽明為

欵

闔而少陽為之樞所以為半表裏也少陽汗下俱禁故特立小柴胡一方為和解之局其表證有往來寒熱胸脇痛而耳聾心煩喜嘔其脉必弦小柴胡湯主之其裏證有口苦咽乾目眩痞滿咳悸或渴或不渴或嘔或不嘔其脉亦弦治必從小柴胡加減皆和局也若其心下支結已屬少陽而發熱惡寒與太陽同則邪偏於表治必從柴胡桂枝兩解之亦和局也故因誤汗而胸脇滿微結者仍當微汗而解則有柴胡加桂枝之治因誤下而胸脇滿微利者又當微下而解則有柴胡加芒硝之治散結除滿用此二方是又為汗下兩誤者作和局也若夫結之甚而為痞滿之甚而為噎則有瀉心三方

及旋覆代赭湯黃芩湯乾薑黃芩黃連人參湯諸治亦所以散結除滿而皆不外乎和局者是夫少陽者相火所寄也故有必從清火而解者其相火以游行於表為輕以鬱結於裏為重小則仍用小柴胡大則須用大柴胡亦何莫非少陽中和局耶其謬以柴胡為汗劑者抑胡不思少陽之治特以禁汗而乃有柴胡之用也

三陽寒熱之分毋身雖大熱而仍惡寒者太陽也寒已而熱熱已而汗寒熱往來者少陽也始雖惡寒一熱而不復惡寒者陽明也太少兩陽病在肌腠兩陽合明病歸中土故論經則(以)太陽陽明少陽(爲次)論病則太少之邪俱入陽明也

凡溼土之氣化其證多見

太陰溼土病方說

太陰為陰中至陰腹滿痛為太陰主病脈沈細為太陰主脈故其見證多虛寒宜用理中以温補此大較也而桂枝一法亦為太陰表藥蓋以太陽傳來之邪有四肢煩疼嗌乾脈浮之表而脾司肌肉桂枝解肌故以為治即因誤下而大實痛仍須於桂枝中使以大黄因誤下而腹滿時痛仍不過於桂枝中倍以芍藥誠以太陰臟本屬寒如前兩證皆由太陽轉屬太陰而非太陰本病故病一入臟而見脈弱自利雖當行大黄芍藥者即宜減之此太陰之所以大異於陽明也三陰皆有自利自利不皆屬寒證以少陰之自利多口渴太陰之

為君火之化然

自利口不渴不可見太陰之獨有寒耶其曰手足自溫者正謂其一身無熱而但有手足之尚溫故即未成厥逆亦有取乎四逆之治夫腹滿痛為太陰陽明公共之證而太陰為陰道虛為卑監之土腹滿而時痛其脈必弱陽明為陽道實為敦阜之土腹滿而大實痛其脈必大蓋以太陰陽明同居中土其邪而在陽明即為實其邪而入太陰即為虛則惟於大實痛之痛無已時腹時痛之時痛時止者辨之

少陰君火病方說

少陰有水火二藏邪從水化為陰邪其本也邪從火化為陽邪其標也從本治在回陽從標治在救陰回陽救陰二法有

欸

藏

不可偏廢者其脉沉反發熱為少陰之表證麻附辛甘二湯為少陰之表藥此仍從太陽傳入者也如下利咳嘔煩渴用猪苓湯心煩不得眠用黄連阿膠湯病皆從火化為陽邪是宜從標以撤熱為救陰法如下利或渴或悸而小便不利者及身體痛骨節痛手足寒背惡寒而口中和者用真武湯附子湯如下利惡寒踡卧者且煩躁者用通脉白通茱萸桃花諸湯病皆從水化為陰邪是宜從本以驅寒為回陽法此為少陰中截然兩途宜分溫法清法以為治豈可一涉少陰即認作但有溫法耶三陰經太陰為開厥陰為闔而少陰為之樞故臟有水火治分標本以此認得少陰庶無誤耳而況有

還

四逆下重為陽邪滯下者只宜用四逆散或口燥咽乾自利色純青腹脹不大便為陽邪內實者且當用大承氣湯陽明有急下三法少陰亦有急下三法是亦陽為病而並宜從標治者即內經所謂中陰溜府後人所謂還而成可攻之證是也若夫太陽誤治汗而復下下而復汗即見少陰之煩躁者雖有固陰收陽壯陽配陰兩法為少陰顧本之治已為少陰難治之條如更汗出息高利止眩冐惡寒身踡不煩但躁則皆少陰中死證即復脉一湯亦未必及救矣

厥陰風木病方說

厥陰為陰之初盡即為陽之初生與少陽同為相火游行之

即為風木主化之經

部經屬陰而藏不寒每多陰陽錯雜寒熱互形之證而尤重在厥利兩端其手足厥逆脈細欲絕者為厥陰之表證當歸四逆湯即厥陰之表藥厥者何熱是也先厥者後必熱厥深者熱亦深厥微者熱亦微此蓋陽熱在裏陰氣被格陽反居內陰反居外其熱不除其厥不已其人不生切不可因手足之冷而遂認作虛寒輒投薑附故於脈滑而厥當其裏有大熱還而為陽明證者且當以白虎湯清之惟有大汗大下利厥逆而惡寒者嘔而小便利身無熱而見厥者方可用四逆湯以溫經而藏厥吐沫之用吳茱萸湯蚘厥吐蚘之用烏梅丸胥準此耳其下利亦屬熱者多故其於熱利下重便膿血

最

必用白頭翁之連柏下利譫語有燥屎且用小承氣之朴枳惟有大汗出而厥外惡寒内拘急下利圊穀者始可用通脈四逆湯久利亦用烏梅丸此則寒利之治也三陰中少陰多内真寒外假熱厥陰多内真熱外假寒其間陰盛格陽陽盛格陰是為危候故少陰有死證五條厥陰有死證六條若見身汗如油喘而不休環口黧黑直視揺頭即復脈一湯亦未必及救不皆為厥陰中死證歟

病至三陰宜温者多宜清者亦不少太陰為寒藏尚有大黄芍藥少陰水為本而火為標亦有大承氣厥陰陰之盡而陽之初亦有白虎小承氣温清之所以不可偏廢也

傷寒論温清三法選方

温法　選方十三道類方十五道　温法諸方即仲景所以治中風傷寒者凡治寒疫亦用温法

桂枝湯　桂枝加厚朴杏仁湯本方加朴杏　小建中湯本方倍芍藥加膠飴　桂枝二越脾一湯本方加麻黄石膏　桂枝加芍藥湯本方芍加一倍

桂枝　生薑　芍藥　大棗　炙甘草

麻黄湯　桂枝麻黄各半湯桂枝二麻黄一湯即與桂枝湯合用　麻杏石甘湯本方桂枝易石膏

麻黄　杏仁　桂枝　炙甘草

五苓散

桂枝　白朮　猪苓　茯苓　澤瀉

麻黄附子細辛湯　麻附甘草湯本方去細辛加炙草

麻黄　附子　細辛

理中丸及湯　附子理中本方加附

白朮　乾薑　人參　炙甘草

附子湯　與真武湯一為參附三白一為薑附三白

附子　人參　白朮　白芍　白茯苓

真武湯　有加減法即附子湯去參加薑

附子　生薑　白朮　白芍　白茯苓

膽

四逆湯　四逆加人參湯本方加參　茯苓四逆湯本
方加參再加苓亦即理附中去朮加苓
炙甘草　乾薑　生附子
當歸四逆湯　即桂枝湯去薑棗加當歸辛通　當歸
四逆加吳茱萸生薑湯本方加茱萸湯之半
當歸　細辛　通草　桂枝　芍藥　炙甘草
通脈四逆湯　有加減法　通脈四逆加猪胆汁湯本方加胆汁方
炙甘草　加胆汁　乾薑　生附子　葱白
白通湯　白通加猪胆汁湯即本方通脈去甘草加童便胆汁
乾薑　生附子　葱白

吳茱萸湯

吳茱萸　生薑　人參　炙甘草

桃花湯　赤石脂禹餘糧湯本方加餘糧去薑米

赤石脂　乾薑　粳米

清法　選方十三道類方八道　清法諸方亦即仲景所以治溫病熱病濕溫病者凡治溫疫亦用清法

葛根黃連黃芩湯

葛根　黃芩　黃連　炙甘草

白虎湯　人參白虎湯本方加參　竹葉石膏湯本方加麥冬半夏去知母

人參竹葉

梔

石膏 知母 炙甘草 粳米
大承氣湯 小承氣本方去芒硝 調胃承氣本方加甘草去朴枳
大黄 芒硝 厚朴 枳實
梔子豉湯 梔子甘草湯枳實梔子豉湯本方一加甘草一加枳實 梔子柏皮湯梔子厚朴枳實湯本方一加柏皮一加朴枳
生梔子 香豉
黄芩湯 即桂枝湯以芩易桂去薑
黄芩 芍藥 大棗 炙甘草

小陷胸湯
栝蔞根　半夏　黄連
大黄黄連瀉心湯
大黄　黄連
茵陳蒿湯
茵陳　大黄　黑山梔
麻子仁丸　亦名脾約丸即小承氣加二仁芍藥
麻仁　杏仁　芍藥　大黄　厚朴　枳實
四逆散　有加減法與四逆湯之薑附大異
柴胡　枳實　芍藥　炙甘草

白頭翁湯
秦皮　白頭翁　黄連　黄柏
黄連阿膠湯
黄連　阿膠　黄芩　芍藥　雞子黄
猪苓湯　即五苓散去桂朮加膠滑
猪苓　茯苓　澤瀉　阿膠　滑石
温清合法　選方十四道類方八道　温清合法諸方即
仲景所以治傷寒成温者亦治寒温雜疫（寒熱錯雜之病）
大青龍湯　即桂枝麻黄越脾湯三方去芍加膏　又
小青龍即桂枝湯去薑棗加麻辛薑半五味子與十

棗湯之芫花遂戟同為治水之劑

麻黃　杏仁　桂枝　生薑　大棗　炙甘草　石膏

葛根湯　即桂枝湯加麻葛

葛根　麻黃　桂枝　生薑　芍藥　大棗　炙甘草

小柴胡湯　有加減法　柴胡加芒硝湯本方加硝

又旋覆代赭湯本方柴芩易旋代

柴胡　黃芩　生薑　半夏　人參　大棗　炙甘草

甘草瀉心湯　生薑瀉心湯本方加生薑為君　半夏

瀉心湯即本方以半夏為君皿並加人參

生甘草　黃芩　黃連　乾薑　半夏　大棗

附子瀉心湯
附子　大黄　黄芩　黄連
黄連湯　即半夏瀉心去芩加桂
黄連　乾薑　桂枝　半夏　人參　大棗
乾薑黄芩黄連人參湯
乾薑　黄芩　黄連　人參
梔子生薑湯　與梔子乾薑湯一走表一和中
梔子　生薑
桃仁承氣湯　即調胃承氣加桃仁桂枝
桃仁　桂枝　大黄　芒硝　甘草

大柴胡湯　即小柴胡去人參棗草加枳芍大黄
柴胡　黄芩　生薑　半夏　枳實　芍藥　大黄
柴胡加桂枝湯　即小柴胡本方加桂
枝
柴胡　黄芩　生薑　半夏　人參　大棗　炙甘草　桂
桂枝加大黄湯　即桂枝湯本方加大黄
桂枝　生薑　芍藥　大棗　炙甘草　大黄
烏梅丸　又麻黄升麻湯與此方同法
烏梅　蜀椒　細辛　桂枝　附子　黄連　黄柏　人參
當歸

復脈湯　用此方者不可去薑桂去之即不能復脈亦得仍名復脈矣
不得仍名爲復脈矣
炙甘草　生薑　桂枝　生地　麥冬　阿膠　人參　大
棗　加酒煎

雜療方　共四十二道亦有温清各法
桂枝加桂湯　桂枝加芍藥生薑人參亦名新加湯　桂枝
人參湯即理中湯加桂　桂枝加葛根湯　桂枝加附子湯
桂枝去桂加白朮湯　桂枝去桂加茯苓白朮湯　茯苓
桂枝白朮甘草湯　茯苓桂枝甘草大棗湯　桂枝去芍藥
湯　桂枝去芍藥加附子湯　桂枝去芍藥加蜀漆龍骨牡

漆骨

瓜　膽

蠣湯　桂枝甘草龍骨牡蠣湯　柴胡加龍骨牡蠣湯　柴
胡桂枝乾薑湯　葛根加半夏湯　黄芩加半夏生薑湯
厚朴生薑甘草半夏人參湯　麻黄連軺赤小豆湯　大陷
胸湯　大陷胸丸　抵當湯　抵當丸　桂枝甘草湯　芍
藥甘草湯　茯苓甘草湯　乾薑附子湯　甘草乾薑湯
甘草附子湯　芍藥甘草附子湯　甘草湯　桔梗湯　猪
膚湯　苦酒湯　半夏散及湯　文蛤散　瓜蒂散　三物
白散　牡蠣澤瀉散　燒裩散　蜜煎導　猪胆汁導
此四十二方非不用也只與所選之方分別觀之以醒
眉目亦與徐刻傷寒類方雜療之例略同

傷寒方一兩準今七分六厘一升準今六勺七抄說

余外曾王父王樸莊先生於乾嘉間以醫名於鄉著書十餘種蘇州府志存其目中有律學淨聞一書最精惜已佚而不傳而攷正古方權量說即公律學之一也公以古方分兩言人人殊以宋林億古三兩為一兩古三升為一升者非又以明張介賓古一兩為六錢古一升為三合三勺者亦非公謂景岳所宗為偽造夏律周鬴之鄭世子此武斷之甚者乃以今木工之曲尺定古藥升之容積復以古藥升之容積就今倉斛之積寸推之而謂古人每藥必三服若麻黃湯麻黃三兩準今二錢三分者三之得七分六厘小柴胡湯柴胡八兩

準今六錢者三之得每服二錢承氣湯大黃四兩準今三錢再服中病即止則每服得一錢半白虎湯石膏一斤準今一兩二錢亦分三服則每服得四錢餘與介賓核算者尚多不及悉載總言之則古方自靈素以下至千金外臺所集漢晉宋齊諸方凡云一兩者準今七分六釐凡云一升者準今六勺七抄無餘蘊矣余每準此以為治而知麻黃至多不過七八分即三五分亦能發汗桂枝亦不過三五七分石膏四五錢大黃一二錢亦足以清熱而下燥屎仍看病勢之輕重以消息之證以余所親歷而益知公之言為不誣也晉書載裴秀子頠附父傳頠上言宜改諸度量若未能悉革可先改太醫

迴　錄

權衡此若差遑遂失神農岐伯之正藥物輕重分兩乖迕（互）所可傷夭為害尤深古壽考而今短折未始不由此也觀於此而公之為功於病人者不亦大乎今特錄此兩言以告世之用麻桂至一二兩少亦三五錢者

謹案樸莊公諱丙為吾母之祖余於公在重孫行公之先自宋時即以醫世其家嗣是代傳醫學以至於公余藏有公所著傷寒論注未刻稿以千金莫為序異於他氏之各為次第者又有迴瀾說萬餘言扶掖叔和以闢諸家之謬余之私淑於公久矣公之書則吾母於咸豐丁巳年六十有七時手錄以存於家者惜未能為公梓以問世也其古方權量攷一冊則唐笠山吳醫彙講全載之王孟英溫熱經

纘亦采之近復經長於算學者屢核之皆曰准故敢取以為
法焉
方以藥而成藥以方而行所用既仍是古藥胡獨不可用
古方而世人則指三兩之桂枝六兩之麻黃八兩之柴胡
以證古方之不可用然則所不可用者正在三兩六兩八
兩也不在桂枝麻黃柴胡也特未明桂枝麻黃柴胡本不
是今之三兩六兩八兩耳得此每兩為七分六厘之說而
以推之凡為古方者不皆可用於今哉

五十

以律人况治古大治今之醫用大分數故
是分之三兩六兩八兩且得比每兩約又分六厘之錢合
兩也不獨桂枝麻黃柴胡如此大用桂枝麻黃柴胡六兩八
以證古方之不可用然則所不可用者正在三兩六兩八
古方而世人則指三兩之桂枝六兩之麻黃八兩之柴胡
方以藥而減藥以大而行所用照方以其古藥用過不可用
法遺
繼亦果之近復遞矣今講求者輯以留心無古法而不以治

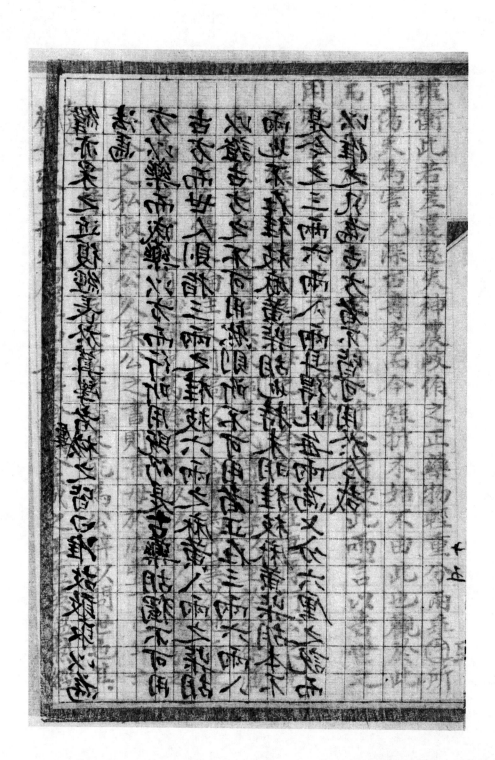

衛

世補齋醫書　文五 四

元和陸懋修九芝著

壻歸安沈彥模子範

受業　羅山方連軫坤吾

溧水濮賢慈雲依　參校

子　潤庠鳳石

太陽用桂麻二湯法

桂麻二湯仲景所以治風寒初起之未化熱者也太陽病發熱而汗自出者風傷衛也此時衛病營未病只須桂枝去衛分之邪太陽病發熱無汗者寒傷營也此時營病衛亦病須

斂
際

用麻黄達營分之邪桂枝證本有汗出若誤以麻黄發其汗恐汗更不止麻黄證已不得汗若誤以芍藥斂其汗恐汗更不出二湯分際如此（仲景）而特於麻黄證（禁）用桂枝湯（而申之）曰常須識此勿令誤也者豈無故哉蓋中風是淺一層傷寒是深一層僅屬中風則可與桂枝湯以其未化裏熱也已成傷寒則必無汗而化熱較易此時當以發汗為重若再斂其汗裏熱熱勢將大甚故必用麻黄湯（而不用桂枝湯）矣凡病但有表熱未成裏熱者用桂麻大有表熱兼見裏熱者用青龍已成裏熱不論表熱者用白虎表熱裏熱甚不可不分也前人之禁用寒涼者只在但有表熱之時而只在終無裏熱之以見（今人）當應用桂麻

衞

為害滋大

時早用寒涼為害滋大始則一見表熱便作裏熱而早用寒涼既而又因早用寒涼之誤遂并寒已化熱熱已大甚之後仍禁寒涼勢必仍用桂麻而害益大矣病家延醫多在三日以外其於桂麻分際往往已過其時此惟臨證多者能覺之不經臨證則讀書雖多仍不能得其分際也用傷寒方最重分際六經皆然即於桂麻發之

太陽病桂麻青龍三級說

太陽風傷衞用桂枝湯寒傷營用麻黃湯風寒兩傷營衞同病用大青龍湯三方鼎立為三大綱是說也許叔微創之成無己踵（言叅前而其後）之[illegible]至方中行喻嘉言程郊倩又曲暢之一若於麻

卷四

二

衛

黃湯中不見其亦有桂枝於青龍湯中不見其多一石膏者
夫仲景桂枝湯治汗出而不喘滿之太陽病麻黃湯治喘滿
而不汗出之太陽病大青龍湯治不汗出而煩躁之太陽病
此之三方一則桂枝二則麻黃三則青龍乃三級也非三綱
也三方作三綱施治多誤誤於不煩躁已用青龍三方作三
級審證自確確於用青龍必待煩躁請得而詳言之凡人衛
行脈外營行脈中風但傷衛則汗出而不喘滿惟是頭項强痛
其病為輕故方中但用桂枝風既傷衛寒又傷營則喘滿而
不汗出必兼骨節煩疼其病為重故方中不但用桂枝而必
用麻黃及其風寒兩傷之後無汗者終不汗出汗既不出必

加煩躁其病為尤重矣故方中不但用桂麻而又必用石膏其病由輕而重其方亦由輕而重輕則用桂重則用麻桂又重則用石膏麻桂反是以觀有汗不用麻黃湯無汗不用桂枝湯不煩躁不用大青龍湯則此之三方明是三級之階升而非三綱之鼎立矣洵如諸家之說則麻黃湯中先當刪去桂枝青龍湯中尤當刪去石膏而何以麻黃湯必麻桂並用青龍湯必於麻桂外多一石膏耶仲景既治風以桂枝治寒以麻黃則其於風寒之兩傷何不用桂枝麻黃各半湯耶其治風多寒少寒多風少何不於桂枝二麻黃一湯外更製麻黃二桂枝一湯耶況如其所說則桂枝證當不惡寒麻黃證

衛　彙

當不惡風而何以桂枝證之惡風即惡寒麻黄證之惡寒兼惡風又何以青龍證之獨惡寒而不惡風耶仲景特於青龍條下示人以惡風者不可服服之則厥逆筋惕肉瞤不從可知惡風者必有汗有汗者必不煩躁不煩躁即不可用石膏也哉所以仲景於脈浮而緊浮則為風緊則為寒風則傷衛寒則傷營營衛同病骨節煩疼當發其汗之下並不言大青龍主之而千金方已於此條下明言宜麻黄湯林億等校定王氏脈經亦於此條下增宜麻黄湯四字彙而觀之不更可知麻黄一方已是風寒之兩傷營衛之同病故既用麻黄又用桂枝治寒而不遺風治風而不遺寒乎王樸莊先生迴瀾

說人身營衛猶城與郭未有兵臨城下而郭不先破者纔說傷營已兼營衛兩傷在内旨哉斯言而凡諸家於青龍證所謂中風脈浮緊傷寒脈浮緩為中風見寒脈傷寒見風脈種種葛藤不斷自斷但以論中桂枝方禁與青龍方禁一對勘而已足矣桂枝方禁云脈浮緊汗不出是麻黃證不可與桂枝湯以桂枝方中有芍藥者大不宜於無汗之病青龍方禁云脈微弱自汗出是桂枝證不可與青龍湯以青龍湯中有石膏者大不宜於有汗而不煩躁之病也明乎此而風寒兩傷營衛同病豈非麻黃湯之專司而與青龍何涉哉余得以一言斷之曰仲景於太陽病汗出而不喘滿者用桂枝湯喘

滿而不汗出者用麻黃湯不汗出而煩躁只非少陰之煩躁者用大青龍湯則此之三方一則桂枝二則麻黃三則青龍其病由輕而重其方亦由輕而重乃三級也非三綱也乃三級之階升非三綱之鼎立也

又有以桂麻各半易去青龍者自較諸說為長而其不識麻黃湯已是風寒兩傷營衛同病則仍未能說仲景之意

太陽陽明用青龍白虎法

傷寒論石膏一味得薑桂麻黃而有青龍之號得知草粳米而有白虎之名二方並用石膏一以宣衛陽一以存胃液也病有表熱有裏熱表熱宜散即已兼見裏熱必用青龍散之

過

早用白虎即為誤遏裏熱宜清即或尚有表熱必用白虎清之仍用青龍即為誤發其間先後緩急絲毫不容假借余既明三級之說可不再申二方之辨乎夫二方之辨且勿在同用石膏上看先要在一用麻黄一不用麻黄上看論曰太陽中風脈浮緊發熱惡寒身疼痛不汗出而煩躁大青龍湯主之蓋仲景一涉無汗即用麻黄一涉有汗即不用麻黄是大青龍雖專為煩躁設實專為不汗出之煩躁設故又曰若脈微汗出者不可服以是知用青龍者必為無汗之病而有汗即不可用何也以其方雖有石膏而仍主麻黄故也若白虎之不用麻黄則其要緊處正在有汗矣論曰服桂枝湯大汗

出後大煩渴不解脈洪大者白虎加人參湯主之陽明病渴欲飲水無表證者口乾舌燥者白虎加人參湯主之三陽合病腹滿身重難以轉側口不仁而面垢自汗出者白虎湯主之是白虎似專為大渴設實專為大汗而又大渴設故又曰若脈浮無汗其表不解者不可服以是知用白虎者必為有汗之病而無汗即不可用何也以其方重在石膏而不用麻黃故也傷寒必無汗無汗宜泄其陽邪桂麻不可少也主治在青龍溫熱必有汗有汗宜顧其陰液桂麻不可用也主治在白虎汗多者且於白虎中加人參不從可知汗無點滴者雖有石膏不可不用麻黃以達之汗已淋漓者專重石膏不

可更用麻黄以竭之乎是故青龍之治以無汗爲準白虎之治以有汗爲準此即先後緩急之次序不可紊也雖然二方固須辨麻黄之異而二方亦須辨石膏之同此又不獨在有汗無汗上看而又必兼在惡風惡寒上看矣青龍湯禁曰惡風者不可服白虎湯禁曰惡寒者不可服惡寒即其表不解之謂觀於此而二方之同用石膏不又有當辨者在耶余得以兩言斷之曰發熱無汗不惡風乃可用青龍之石膏發熱有汗不惡寒乃可用白虎之石膏於是麻黄之異有可辨石膏之同亦有可辨而二方之無或差僨者必可爲臨證時一助也

青龍白虎以汗之有無及惡風惡寒為辨固已然以有汗而論白虎湯治陽明有汗桂枝湯治太陽有汗同是有汗也何由知為太陽之汗而用桂枝何由知為陽明之汗而用白虎是則又須於有汗時更在惡寒不惡寒上辨也桂枝證之汗既在太陽必惡寒以惡寒為太陽主證也白虎證之汗既在陽明必不惡寒以不惡寒為陽明主證也明其惡寒不惡寒各為一經之主證豈獨桂枝白虎之各治一經者昭然若揭即二經之分證不亦盡可推乎

石膏之為用也僅一見於本經而湯液失傳伊尹宗本經而為湯液仲景宗湯液而為傷寒雜病論然則自有仲景

劫

而石膏之用始顯亦自有仲景而石膏之類如芩連硝黄梔柏者始顯何以必曰仲景但知有寒不知有温但知用温不知用寒乎桂麻薑附仲景所以治風寒膏黄芩連仲景所以治温熱然後知仲景方為用温之祖仲景方亦為用寒之祖而況仲景之作傷寒論專救當時烏附辛熱之失而特於辛温外更用此辛寒苦寒鹹寒之涼藥乎程子曰如讀論語未讀時是此等人讀了後又只是此等人便是不曾讀余於傷寒論亦云

陽明用承氣法

仲景於陽邪入府勢將劫陰之際有急下之法而又垂慎下

驗 劫

之訓蓋示人以陰之欲傷者不可不下即警人以陽之未實者不可早下也此中關鍵究在何處勘出蓋必先問其汗出之多與不多小便之利與不利以驗邪熱之熾與不熾即可知津液之傷與不傷再問其臍腹之痛與不痛矢氣之轉與不轉而後可辨其燥屎之結與不結以消息乎大下微下之間大約欲用承氣所重在問如上所說即有不可不用下之勢若見其熱已潮而又大煩大渴昏沉譫妄目中不了了睛不和或則循衣摸牀撮空理線或則揚手擲足惡聞人聲或則口噤齘齒背反張卧不着席脚攣急此時病入陽面則狂病入陰面則厥(尚)不急用大承氣下其燥屎則陽實刼陰津

枯液涸熱極生風危在旦夕胡世人於此杜撰一陰虛邪戀之說又杜撰一養陰退陽之法置承氣三方於不問始則以豆卷豆豉之不足發表者耽擱三日繼以生地石斛麥冬元參之滋膩留邪者又三日而後犀角中黄珠黄至寶紫雪之類將未入心包之邪一舉而送入心包逼心包洞開燥屎仍在陰之將竭事不可為終之以一脈去五味之生脈散或一服去薑桂之復脈湯此何意也孰知前此之邪熱非承氣不能除前此之津液非承氣不能保內經云得後利則實者活千金方云藥補五臟者首推大黄可見承氣三方專為此生死關頭而設此時此際豈能舍大黄而別有所謂補藥乎陽

藏　鞕　卻

明之急下三條固急少陰之急下三條尤急此所以本經之於大黃謂其有安和五臟之功能也若夫下之宜慎固有不待言者仲景許多斟酌只在屎未定鞕之時而益見屎已鞕之不可不下矣

傷寒之於承氣為燥屎也而燥屎之甚者或先有熱結旁流病家每謂其已有所下而不審其結之尤甚至溫熱病則不盡燥結又為膠閉其急於待下則同病家又因其所下如膠以為不可再下此以病本不是燥結醫先不能言之遂以啟病家之疑耳若其為兩陽合病三陽合病之自下利則皆協熱利也又為葛根柴胡與芩連柏之證卻不

在承氣之例是皆當有分別奈何一見下利便云土敗輒議滋補殊不屬可生之證只死於一堆藥耶噫立言之宜慎也

少陽用小柴胡法

少陽何以為半表半裏也太陽行身之後為表陽明行身之前為裏獨少陽行身之側以為前後之樞機故為半表半裏又人身膈以上為陽為表膈以下為陰為裏惟少陽居中道而介乎膈之間故亦為半表半裏少陽一經聯絡於陰陽出入之所出則連及太陽入則連及太陰所以云半表者對太陽之全表言所以云半裏者對太陰之全裏言此不更為半

表裏之顯然者乎而其證則何者為半表裏也少陽主春其氣半出地外半在地中人身之氣亦如之是故發熱而惡寒者為表一熱而不復惡寒者為裏少陽則寒熱往來寒為表熱為裏也有往來之寒熱而又有脇痛耳聾在經之證口苦咽乾目眩在府之證則又以寒熱脇痛耳聾為半表而以口苦咽乾目眩為半裏何也兩脇不居身前身後而居側兩耳寤則聞寐則不聞口咽目開之則見闔之則不見此數者不可謂之表亦不可謂之裏則謂之半表裏而已矣三陽以少陽為樞柴胡為轉樞之用凡因樞之不轉而為病者即在太陽如瘧病中亦用柴胡千金翼有太陽用柴胡湯法即太陽

膽

轉樞法也此并不必為半表裏而亦用柴胡者況往來寒熱脇痛耳聾〔既〕為少陽必然之證咳悸嘔渴更有少陽或然之證且診其脈弦或弦數或弦遲總之不離乎弦而尚不能知其為柴胡證耶世以〔人既知〕柴胡一味為半表裏之藥則既見有此等證便可放胆用之何所疑而仍不敢用耶蓋惟不識半表裏之證故不敢用半表裏之藥況小柴胡一方就本經言柴胡但主半表黃芩乃主半裏就六經言柴芩但主半表參草乃主半裏獨指柴胡一味藥為可治半表裏證者猶其識之淺焉者也

太陰陽明虛實辨

梔

太陰陽明同居中土太陰為陰道虛陽明為陽道實敦阜卑監二土之虛實本不同也至於病邪之來傳變無定今日而在陽明即為實今日而入太陰即為虛此非其人之病有虛實而病即以臟腑之虛實為虛實耳故同一腹痛也滿而時痛者屬脾滿而大實痛者屬胃在胃則宜大小承氣梔子厚朴枳實湯在脾則宜理中四逆厚朴生薑半夏人參湯間有用大黃芍藥者同一發黃也其黃色之淤晦者屬脾為陰黃其黃色之鮮明者屬胃為陽黃治陽黃宜梔子柏皮湯茵陳蒿湯治陰黃宜理中湯四逆湯間有用麻黃連翹者同一格吐也朝食暮吐為脾寒格食入即吐為胃熱格治熱格宜瀉

脾 胃

心湯乾薑黃芩黃連人參湯治寒格宜附子理中湯厚朴生薑半夏人參湯病名則同病本則異在胃在脾之證旣相反如是故在胃在脾之治亦相懸如是何可混稱脾胃而以治脾者治胃以治胃者治脾哉總之胃爲陽脾爲陰胃爲腑脾爲臟胃司納脾司輸胃惡燥脾惡濕胃喜降脾喜升胃宜通脾宜補其所以不同之故可以對待而觀即可反觀而得況胃病之脈必大或浮而促脾病之脈必弱或沈而細尤其不可強同者耶再有肝木侮土之證亦當以犯胃乘脾爲辨犯胃宜瀉乘脾宜補肝家之木旺同而受其侮者之戊己二土則虛實不同也病因臟腑以爲虛實而補瀉隨之知其意者

蓋寡矣若但知有臓不知有腑見土之病動稱土敗擯棄聖法謂不可從則豈仲景於已敗之土而用芩連剢土之已敗而用硝黃耶此恐非仲景意矣

少陰咽痛吐利寒熱辨

少陰病脉陰陽俱緊反汗出者法當咽痛而復吐利此以熱客於少陰之標叔和平脉法所傳師說伏氣之病是也先論咽痛少陰之脉循喉嚨在初得病二三日為陽邪結於會厭但用生草解毒桔梗排膿半夏雞子發聲利咽足矣若夫下利胸滿心煩而咽痛為陰虛液不上蒸者治宜育陰復液則猪膚湯加蜜粉者是下利厥逆面赤而咽痛為陰盛格陽於

上者治宜驅陰復陽則通脈四逆湯之加桔梗者是蓋以陰虛陰盛而皆可致咽痛故又有必從兩法者再論吐利飲食入口即吐心下嗢嗢欲吐復不能吐者此胸中實不可下而可吐膈有寒飲而吐且乾嘔者此有水氣不可吐而可溫吐利交作以手足不冷為吉若吐且利而見厥逆吐且利而見煩躁則凶雖有吳茱萸一法亦未必及救矣終論少陰下利與厥陰下利不同厥陰之利多熱少寒少陰之利多寒少熱故惟四逆而或咳或悸腹痛下重是陽為陰遏之利用四逆散欬而嘔渴心煩不眠是水逆互結之利用猪苓湯小便不利腹痛便膿血是寒熱不調之利用桃花湯自利清水心

下痛二三日咽乾口燥六七日不大便均腹滿是陽盛鑠陰之利用承氣湯凡若此者皆爲傳經之邪固屬於熱若夫下利清穀厥逆脈微嘔而汗出引衣自蓋欲向壁卧不喜見明而又面赤戴陽者則皆合於真武附子四逆通脈白通諸方爲少陰虛寒之證正與厥陰熱利相反矣少陰下利死證五條吐利躁煩四肢厥逆惡寒身踡脈不至不煩而躁下利止而眩冒六七日而息高者雖尚有吴茱萸一法終爲不治之證苟非利止而手足溫身反發熱則未易求其生也

厥陰熱厥寒厥辨

論曰凡厥者陰陽氣不相順接便爲厥厥者手足逆冷是也

傷寒一二日至四五日而厥者必發熱前熱者後必厥厥深者熱亦深厥微者熱亦微厥五日熱反三日復厥五日厥多熱少其病為進發熱四日厥三日復熱四日厥少熱多其病當愈厥五日熱亦五日設六日當復厥不厥者自愈厥終不過五日以熱五日故知自愈始發熱六日厥反九日後三日脈之其熱續在期之旦日夜半愈所以然者本發熱六日厥反九日復發熱三日並前六日亦為九日與厥相應故期之旦日夜半愈解之曰厥陰之上風氣主之中見少陽熱化故有熱人身元陽既盡化作陽邪退伏於內不能充達於外故有厥熱固是熱厥更是熱非當其熱時則為熱而當其厥時

即為寒也三陰中太陰寒微故手足温而無厥少陰寒甚故寒厥多而熱厥少厥陰陰極生陽故寒厥少而熱厥多厥陰與少陽相表裏厥陰厥熱之勝復猶少陽寒熱之往來少陽之寒因乎熱故厥陰之厥亦因乎熱熱為陽邪向外厥為陽邪向内厥之與熱總是陽邪出入陰分熱多厥少而熱勝於厥者其傷陰也猶緩厥多熱少而厥勝於熱者其傷陰也更急蓋外來客熱化為陽邪深入厥陰之臟本以向外為吉向内為凶陽而向外則外熱陽而向内則外寒故仲景以厥多為病進熱多為病愈而復申之曰陽氣退故為進蓋謂陽之退伏於内非謂陽之脱絶於外也自有不明此語者妄謂在

輒　　　　災

熱則為熱在厥即為寒是一氣也而五日能寒五日能熱則
當此五日厥時用熱藥彼五日熱時用寒藥而如厥後復熱
則前五日之熱藥必為禍熱後復厥則前五日之寒藥必為
[illegible]天下豈有此等病情此等治法乎　國朝惟魏念庭陳平
伯能知此理若黃坤載與陳修園則皆以厥為寒者也總之
厥陰篇中凡有厥而復有熱者其厥也定為熱厥且為熱甚惟
有厥無熱甚則一厥不復熱者其厥止方是寒厥以此為辨更於脈
滑而喉痺便膿血脈沈短而囊縮脈沈疾而爪甲青不大便
而腹滿鞕痛諸見厥證所用白虎承氣者互推之自可決然
無疑何至認作虛寒輒反投薑附觀仲景所謂厥應下之一語

卷四　十四

不正與少陰急下三條同為傳經熱邪陽實非陰之大熱證乎夜然仲景何所以於四逆湯證必曰厥逆而惡寒者於當歸四逆湯證必曰若其人內有久寒者明是以彼證此彼曰寒則此為熱彼曰惡寒則此為惡熱也惟有蚘厥吐蚘靜而復時煩為胃府之陽不行用烏梅丸安蚘即以安胃藏厥膚冷躁無暫安時為腎臟之陽不行用茱萸湯溫肝即以溫腎此必更有大汗出大下利而惡寒者乃用四逆輩主治亦復何所疑哉

嘗見有周身冰冷而一衣不着半被不蓋者有令兩人各用扇扇之者有欲暢飲冰水者此非惡熱而何

厥陰熱利寒利辨

厥陰厥逆屬熱者多厥陰下利亦屬熱者多凡先厥後發熱下利必自止見厥則復利者其利本由於熱厥則其熱更甚故雖已止而必復利此不可即其利而知其熱乎即如利止而反汗出者必咽中痛喉為痹是其熱上攻也其無汗而利不止者必發癰膿便膿血是其熱下攻也便膿血者其喉不痹是其熱下攻者不復上攻也其脈寸數尺濇或大或沈弦其證下重欲飲水譫語或有燥屎皆以有熱故也雖發熱不死白頭翁一方並用連柏小承氣一方且兼朴枳治厥陰熱利之法盡之矣惟有脈沈而遲下利清穀身有微熱面赤戴

膽回

陽為陰盛於下格陽於上有外惡寒內拘急大汗而復大利為陰盛於內格陽於外者明回用四逆湯通脈四逆湯白通湯白通加猪胆汁湯之薑附以破陰而回陽蓋非陰之破而陽不回也此則治寒利之法也凡厥陰下利死證六條厥冷微喘躁不得臥厥不止或汗出不止脈不還或脈反實者是為有陰無陽莫能救矣

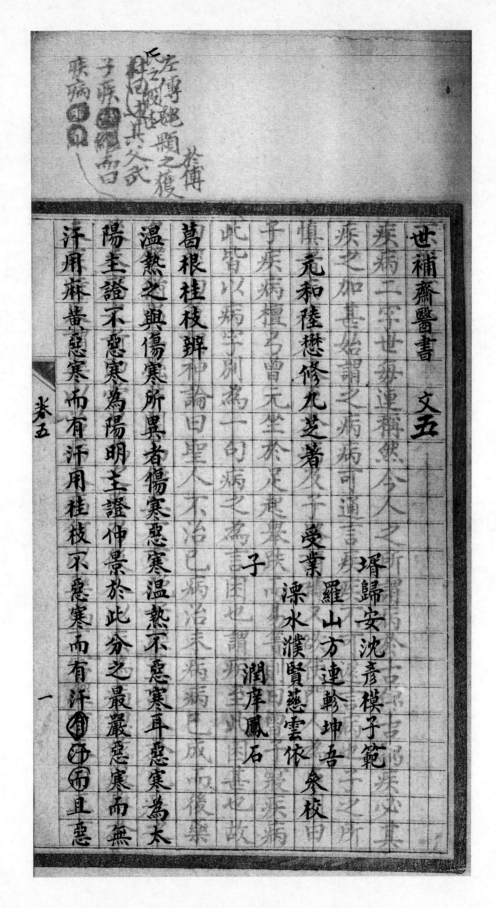

於傳
左傳魏顆之獲杜回也其父武子疾命顆曰疾病則亂

世補齋醫書　文五

壻歸安沈彥模子範
元和陸懋修九芝著　受業　羅山方連軫坤吾　溧水濮賢懋雲依　參校
子　潤庠鳳石

葛根桂枝辨

溫熱之與傷寒所異者傷寒惡寒溫熱不惡寒耳惡寒為太陽主證不惡寒為陽明主證仲景於此分之最嚴惡寒而無汗用麻黃惡寒而有汗用桂枝不惡寒而有汗有汗而且惡

者熱用葛根陽明之葛根即太陽之桂枝也所以達表也葛根湯中之芩連即桂枝湯中之芍藥也所以安裏也桂枝協麻黄治惡寒之傷寒葛根協芩連治不惡寒之温熱其方為傷寒温熱之分途任後人審其病之為寒為温而分用之尤重在芩連之苦不獨可降可泄且合苦以堅之之義堅毛竅可以止汗堅腸胃可以止利所以葛根湯又有下利不止之治一方而表裏兼清此則藥借病用本不專為下利設也乃後人之視此方若舍下利一證外更無他用者不審兩陽合病之下利固屬葛根而不下利但嘔者亦屬葛根則葛根豈獨為下利設哉夫葛根既治兩陽合病則即施諸病連太陽者亦為甚合豈有未入

陽明早用葛根恐將病邪引入陽明之理況溫病之本在陽明者乎張元素曰葛根為陽明仙藥故陽明溫病之所需不過葛根猶太陽中風之所需不過桂枝極分明亦極容易乃吳鞠通沿嘉言之謬欲以桂枝治溫㬥且極詆葛根切誡[戒]芩連適棄去此病所亟需之藥吾不解喻吳兩家何獨於病溫之長施此毒手也意豈有不利於葛根之類者乎

葛根麻黃辨

溫熱之與傷寒所異者傷寒用藥以辛溫溫熱用藥以辛涼耳而其應用輕以去實則一也徐之才十劑曰輕可去實麻黃葛根之屬意蓋以麻葛性皆輕揚皆可去實故以二者並

卷五

二

言之謂麻黃之輕揚可去傷寒之實葛根之輕揚可去温熱之實然則欲去太陽之實非辛温之麻黃不可欲去陽明之實非辛涼之葛根不可之才之說非即欲將麻葛二味一以治傷寒一以治温熱哉後人既不解仲景所謂不可發汗者專指麻黃又不解之才所謂輕者指物性之輕所謂實者指人病之實乃既以實作虛又以分兩之不重者為輕而禁麻黃者遂并葛根而禁之禁麻黃之屬者遂并葛根之屬而盡禁之自是而於病之實者病之必去其實者凡在可以去實之藥一概皆委諸禁例實之不去病即不生諺有之曰好漢只怕病來磨即虛亦可立至也夫温病之有需乎葛根亦若

傷寒之有需乎麻黄用以去實只在一轉移間耳張隱菴乃謂陽明本病只有白虎承氣並無葛根湯證此以不善讀脉促喘汗一條故耳許宏葛根芩連方議且云此方亦能治陽明大熱並信長沙方之取用不窮也現其語氣自誇神悟自矜創獲耳亦不知遼東豕本白頭乎雖然其意可笑其言大可取也

犀角升麻辨一

朱肱活人書有如無犀角代以升麻之說陶節菴亦云爾朱二允駁之謂升麻性升犀角性降升降懸殊如何可代唐迎川又駁之謂角生於首定為升劑以下降之說為不然各持

一說迄無定局則苟非先明升降之理將何以為折衷之論乎余乃證以素所親歷而始有以斷之曰升麻升也犀角亦升也然而犀角之升則以降為升且以至降為升者也何以明之犀為水獸其利無前故能分水能辟塵能燭怪水與塵本乎地者親下怪則匿於幽隱之地而犀能燭之則犀不誠為至降之物乎人因鹿角之升而疑凡角皆升豈知鹿之性甘鹹而溫犀之性酸苦鹹寒性溫則升性寒則降斷無寒者能升之理試以鍋水譬之熱則鍋蓋蒸蒸有氣稍冷即不然是可借以明鹿角之升犀角之降而二允之說為可從矣然則何以又謂其能升也蓋此所謂升乃是升出於表此所謂

拔拔

降乃是降入於裏與自下升上自上降下之理不同即觀熱
入血室之病一用犀角邪即外達豈不以病邪內陷而既入
血室則已入於至幽至隱之地故必用此至降之品亦能深
入於至幽至隱者以拔之使出乎惟其能入幽隱故謂之降
亦惟能從幽隱拔邪故謂之升凡藥酸苦者能涌泄此正酸
苦涌泄之謂與辛甘發散各自為功苟非能降何以能升人
惟不識其所以降之理故不能得其所以升之用朱與陶之
誤誤在犀角證而仍用升麻凡屬三焦大熱諸見惡血及陽
毒發斑色紫黑者犀角之所司也而誤投升麻則血益固制
斑黑胃爛鮮不殆者今人之誤則又誤在升麻證而競用犀

卷五　四

角凡屬痘疹初起喉痧初發及傷寒病温之裏熱未熾宜先
透達者升麻之所任也而誤投犀角送邪入裏轉陷轉深永
不得出亦無不死夫以已陷之邪犀角既能拔出則未陷之
邪犀角即能送入其勢必然故當一用升麻即可提邪出表
之時而用犀角之降未有不隨之而陷者胡今之人於病初
起反畏提邪出表之升麻樂就引邪内陷之犀角使以後之
種種惡狀本皆可以不作者無不次第俱作而旬日之間直
至於不可救哉

犀角升麻辨二

夫犀角一物為仲景金匱玉函所不取惟華陀中藏經安息

勞腦

香丸取以治傳屍癆等病與腦麝沈檀獅子糞同用是為犀角入藥之始前此未之有也乃張介賓作本草以朱奉議如無犀角以升麻代之之說直認作仲景語其謬一至於此則并於仲景所用之藥與所不用之藥皆未嘗一問矣他若外臺秘要歷載犀角方無一不涉及瘀血試問風寒溫熱之常其不汗而當用汗法不下而當用下法時即有如外臺所載犀角等證乎不獨經疏主治悉屬吐衄下血即卑之無甚高論如汪訒菴之醫方集解尚能歷數吐衄及畜血諸證則汪尚能知病涉於血者用犀角而不在可汗可下之際矣況畜血一證仲景亦有桃仁承氣抵當湯丸即後人尚有代抵

當一方可用耶臨證指南每將犀角牛黃與冰麝蛇蝎合用顧景文記名天士作溫證論治又以犀角視同花露輕率用之而於指南所載顧姓一案觀其前診尚能飲酒納穀乃一用犀角而神昏如醉矣陳嫗一案前診不過夜煩無寐乃一用犀角而陽升風動矣凡此皆其覆診時所自言何竟無一人見而疑之者乎噫異矣不以其所驗為疑而即以其所驗為防醫者樂其所防之皆驗病家益信其所驗之能防教醫之書與教病家之書固有如是之大不同者

犀角升麻辨三

聶久吾痘疹慈航以升麻葛根湯為主方痛懲犀角牛黃引

毒內攻時有他醫治小兒用牛黃散一服痰喘止神氣稍平自是而此兒遂無言矣故久吾謂應從升散時切不可遏其毒出之勢立致內攻告變韋君繡甫邪在陽明與心包相近雖見神昏未必便入心營自宜疏達向外不得以犀角引賊入室乎見此病多由失表所致表不解而入內者也二家之論內外均極明顯不意臨證指南亦論內外而曰內閉外脫則其所說之內外乃大相反矣夫此時外為邪閉其為閉也是為外閉不是內閉若因外閉不閉以至於脫則是內脫不是外脫惟其認作外脫故不敢一用疏達肌表之藥惟其認作內閉故獨敢用走散元陽之藥同一脫也究以外閉內脫

卻

為是然亦既脫矣誰更辨内閉外脫之非只四字之顛倒用藥迥乎不同生死於以立判欲明閉脫必究内外病家可不知耶夫人死自可云脫然此病只是外閉外閉得開内本不脫謂之脫者實還非是及其外閉既久并解散之不能以致陰陽離決即名曰脫卻無不可然閉之與脫總不一時並見此時之外閉者邪束陽鬱之謂也此時之内脫者陽盛陰涸之謂也以輕揚散表者解其外而外不閉以撤熱存陰者救其内而内不脫溫病以之傷寒之成溫者亦以之此仲景之法所以一解表一清裏而了無餘事也至於開竅逐穢自是瘟疫治法總因諸書於傷寒外但有瘟疫門而無溫熱門故

人之所病者為温熱而醫之所稱者皆瘟疫耳嗟乎一路福星萬家生佛一轉移閒事耳夫豈異人任哉

犀角膏黄辨一

傷寒論六經並重而風寒温熱之病以陽明為淵藪其方亦以陽明為扼要陽明者胃也仲景所用白虎承氣之石膏大黄凡屬胃病無不以此二藥而愈可見此時於二藥外不必更有他藥即有他藥亦不過為二藥佐使胡今人於此絕不一用膏黄而於宜清宜下時動手便用犀角夫使此時而果有犀角證豈仲景獨不見及耶乃以仲景熱入血室之條變作熱入心包之説以遷就其犀角之用然歷檢古書絕不見

纔

饒為此說

於宜清宜下時一言熱入心包者胡至今日而熱之易又亦
竟如此也余揆其所以言心包之故莫不因乎病有神昏之
故余先明神昏之為病以定犀角之宜否而夫由犀角心藥也
用犀角者以神昏而用也以神昏之似乎心病而用也然而
凡屬神昏之證仲景皆繫之陽明條下尚為胃病而非心病
夫神昏者何不知人不識人而已矣內經熱論曰陽明者十
二經脈之海其血氣盛故不知人金匱中風篇曰邪入於府
即不識人趙以德解之曰胃為六府總司諸府經絡受邪必
歸於胃胃得之則熱甚津液壅溢結為痰涎閉閉塞隧道胃之
支脈上絡於心纔有壅閉即堵其神氣出入之竅故不識人

眩

徐忠可申之曰試將頭閒兩人迎脉按住其氣即壅遏不識人人迎者胃脉也則不知人不識人之屬於胃也久矣今何以而移之於心哉前兩說既極曉暢而說之尤明白者則裴兆期也裴曰人謂神昏之病原於心心清神乃清余謂神昏之病原於胃胃清神乃清夫藏神者心攝神者氣胃氣一有不清即不能攝神歸舍是神之昏不昏專在乎胃之清不清不觀醉酒之人乎酒醉之人醉胃不醉心也何以神昏而言語無倫也不觀飽食填息之人乎飽食之人飽胃不飽心也何以神昏而一時昏亂也不觀痰涎壅塞之人乎痰塞之人塞胃不塞心也何以神昏而瞑眩無知也其言如此則知神

昏之為病全屬於胃即知神昏之用藥決不在心若非先明神昏之何屬則犀角之是非何由定乎

犀角膏黃辨二

然而人於此則正有辭矣其言曰今之言本草者皆宗李時珍綱目時珍謂五臟六腑皆稟氣於胃風邪熱毒必先干之飲食藥物必先入胃角乃犀之精華足陽明胃藥也故入陽明解一切毒療一切血及驚狂斑疹諸證子謂神昏屬胃則犀角正是胃藥有時珍之說在子將何以處此余曰不讀本經焉識本草人之氣血無所不通藥之功能亦無所不到豈有某藥祇入某經之理所以神農不言何藥入何經至張潔

古李東垣輩始有每藥專入每經之說即如犀角一味本經主百毒除邪不迷惑魘寐初不言其入胃也即以六經論之大明則謂煩毒入心狂言妄語海藏則謂風毒攻心䁾躁熱悶孟詵則謂卒中惡心痛心風煩悶此三家並不言胃且專言心惟備要瀉心涼肝清胃中大熱乃始兼心胃言而下文便接吐血衄血下血等證則知病必涉血然後用之未涉乎血即不可用正合時珍解一切毒療一切血之言再觀外臺所載芍藥地黃湯用犀角則主清化淤血者也十一味方用犀角則治熱毒下黃汁如腐爛血者也張文仲用犀角則療下利惡血不止者也范汪麝香散用犀角則療穀道中蠱瘡

而便膿血者也益可見血生於心而血得熱則行之理故時珍所說乃因胃在心下心熱則胃未有不熱者心熱除胃熱自去故以去心熱者謂即（去）胃熱今則熱專在胃尚未入心即有心熱亦為胃熱所累胃熱去心自不熱病之由心及胃與由胃及心者迥乎不同以胃在外心在內其病但在胃口而藥先開其心竅勢必將袪入心包之邪一舉而送入心包病於是乎內陷而神亦不復清矣喻嘉言曾勘一白虎證病家欲用犀角遂延經驗名家（他醫）引胃邪入心臟其顛悖無倫較胃實證更增十倍醫乃辭以心偏不可救未幾髮直頭搖果成心絶之候嘉言謂傷寒之邪即使過經不解蘊崇日久亦僅

蒸及心包絡豈有直入心包之理乃任用犀角領邪攻心無異獻門迎賊嘉言此論實足破胃病用犀角之謬貽福於後世然無奈升麻膏黃價廉犀角珠黃價昂彼以升麻膏黃輩為寒乞相者未必能獲此福也

犀角膏黃辨三

而或又曰病至神昏每多狂言妄語甚則如見鬼狀苟非犀角之通靈何以能除邪鬼助安五臟余曰此正余之所欲言也本經於石膏下有除邪鬼三字後人不解石膏何以能除邪鬼則將石膏之除邪鬼三字刪去本經於大黃下有安和五臟四字後人不解大黃何以能安和五臟則將大黃之安

卷五　十

和五臟四字刪去經此兩者之就刪而石膏大黃之功用於是乎晦矣石膏能清陽明經熱經熱清邪鬼自除大黃能清陽明府熱府熱清五臟自安故此時之邪鬼非石膏不能除此時之五臟非大黃不能安余之為入及自為除邪而安臟用此以者蓋不可更僕數矣余非不知犀為靈異之獸可借其靈氣以辟邪然而犀之除邪鬼是真有邪鬼者也石膏之除邪鬼是胃熱甚而如見邪鬼者也如字豈可滑過即江文通黃連頌亦有欒蘖辟邪長靈久視之語與大黃功用略同總以邪去則正乃安耳亦異於養正邪自除也若夫病之既入心包既入血室并非石膏大黃所能了事者則在肝之病必用羚羊角

亦猶入心之病之必用犀角也病豈必無膏黄之不能愈而待愈於犀角者哉然必在用過膏黄之後必不在未用膏黄之前蓋亦有可訣者

葛根黄芩黄連湯解

陽明之有葛根芩連湯也猶太陽之有大青龍少陽之有小柴胡也太陽以桂麻解表石膏清裏少陽以柴胡解表黄芩清裏陽明則以葛根解表芩連清裏表裏各不同而解表清裏之法則一太陽證有表裏青龍湯皆主之少陽證有表裏柴胡湯皆主之若陽明證而有表裏則此湯皆主之乃太陽不廢青龍少陽不廢柴胡而葛根芩連一方獨見遺於陽明

者以人必見下利始用之不下利即不用而不以為是陽明
主方也熟知此方之所用者宏而所包者廣乎方中芩連二
物非獨仲景黃芩湯黃連湯諸瀉心湯皆本於此即後世升
麻葛根湯柴葛解肌湯之類亦皆此方之[雖似]變局而[亦]皆不外此
方之成法凡由太少陽陷入陽明為陽邪成實之證不論有
下利無下利皆以此方為去實之用最可笑者李時珍不解
實字欲將之才十劑洩可去閉葶藶大黃之屬改作去實將
輕可去實麻黃葛根之屬改作去閉則其意必謂有所積滯
方可稱實而凡表實之當以輕藥去者即時珍亦不得其解
矣豈知此方隨證可加芎芷羌獨荊防藁蔓又可隨證加入

薄荷桑葉藿香香茹赤芍丹皮黑梔等藥無非以輕去實病即化大為小且不定需乎白虎承氣而陽邪不實陰何由傷病必去矣故敢筆之於此以告病之甚賴有此方者還此久亡之治法也彼於陽明病言養陰退陽於陽明藥戒辛涼苦寒者是直不欲化大為小也夫化大為小者獨病家之利耳

真武四逆通脉白通四方合解

病之入臟而為純陰無陽之證仲景即用驅陰回陽之法其於理中附子二湯並加人參為陰陽並補外如真武四逆通脉白通四方者獨用附子回陽各有所主若不逐方辨晰用之往往不當不得謂同是附子即可漫無區別也前人於四

方既各有方解而余復為合論之曰陽氣衰微不能內固者主以真武陽氣退伏不能外達者主以四逆陰盛於內格陽於外者主以通脉陰盛於下格陽於上者主以白通是故真武湯補助陽氣者也四逆湯運行陽氣者也通脉湯通達內外之陽者也白通湯宣通上下之陽者也於此既明然後進而求之四逆但能益陽必加蔥白乃能通陽白通但能通陽必加膽汁乃能入陰如此分別一方自有一方之用不可移易假借余每以此治今人之病固未有不合者不知人何以而絕不敢用又何以而用之輒誤也總之以方試病則方不任咎以病求方則方如己出凡方之在傷寒論中者專在分

際得宜六經無不然也此四方者為少厥兩經正治之法雖在燥火運中亦未嘗無用此四方時即可見寒水濕土之運亦有宜用寒涼時總以寒邪熱邪為辨若果確見為熱邪則病之外見者雖同是四逆而必求熱深厥深之旨用四逆散不用四逆湯又重則如少陰有承氣三證厥陰有白虎一證此外更有瓜蒂散之吐法白頭翁豬苓湯之清法皆與此四方之大辛熱者相反吾蘇尤在涇於少厥兩經之證各分溫清兩途其旨深哉

附子補陽人參補陰說

天下補陽之藥惟有附子非人參也參補陰者也仲景真武

湯四逆湯通脉白通湯皆以附子通行十二經為斬關奪隘之計以救垂危而方皆不以附子名獨至附子湯一用人參而反以附子名其方者何也以方中有補陰之人參在恐後世反輕附子而重人參故特名附子湯以示所重仍在附子之補陽不即可見補陽之藥惟附子足以當之而非人參之任乎自有氣為陽血為陰之説而謂人參可以補氣遂謂補氣即是補陽不知人參不足以補氣之陽但足以補氣之陰仲景四逆加人參湯以其利多亡血必顧其陰而用之也茯苓四逆湯以其在汗下之後陰已大傷而用之也若一切回陽方中總不用人參以緩附子之勢乃自有張介賓新方八

陣而補陽之法蕩然矣介賓於大補元煎云人參補氣補陽以此為主其於四味回陽飲附子用一二錢而君以人參一二兩參且十倍於附宗其法者遂若補陽非人參不辦而附子之功用於是乎晦況乎陽之能虛多由陰盛陰氣之盛者即足以傷氣之陽附子一面補陽即一面破陰火陽也水陰也附子為北方元武真神其功專在行水故其力又在破陰其病之僅為陽虛者但用其補陽之力耳若陽之以陰盛而傷者則更以破陰之力為補陽之助乃足盡補陽之妙而不可雜以補陰之參由是知介賓之六味回陽飲及右歸飲右歸凡謬更不可勝言矣其在大補元煎已云補精補血以熟

地為主而於六味回陽飲重用熟地亦名回陽即其右歸飲
則自名為益火之劑也右歸丸則自以為培腎之陽也而皆
用熟地皆以純陰之藥予以回陽之名則下焦陰氣勢必上
淩陽位氛勢滔天陰霾四合陽未回而陰益甚不至如內經
所謂地氣冒明不止補陽之義果安在哉味其補精血之言
是直以血為陰矣惟其以血為陰故遂以氣為陽而陰氣二
字因此亦永不見於世世之病在陰氣者并無治法而況其
在陽氣乎熟地且可謂之補陽而況其在人參乎嗟乎血陰
氣陽之說空言未嘗不可若病則實事求是不將仲景方逐
一玩味徒徇後世紙上空談終不得陰陽之實際余惟體認

仲景意故得以一言斷之曰補陽之藥惟附子而人參則補陰者也

更以仲景方證之一百十三方用人參者十有八如新加湯小柴胡湯之用人參則以桂胡達表而以人參和陰也白虎加人參湯竹葉石膏湯則以石膏退陽而以人參救陰也附理中湯吳茱萸湯則以剛燥之劑已恐傷陰而用人參養陰以配陽也仲景之於人參半為欲行汗下恐傷津液故必加以扶助半為汗下之後津液已傷故必施其救援無非以陰濟陽之妙未有如介賓之於人參與熟地對用而以兩儀名之者是蓋不知人參但有補陰之偏功

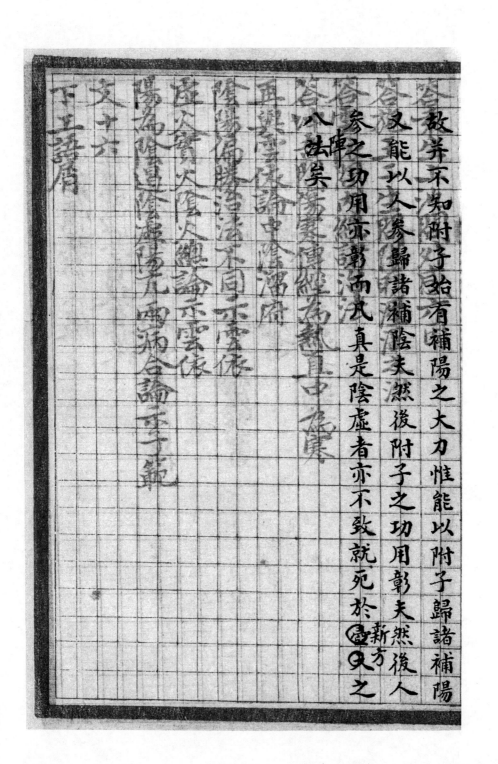

故并不知附子始有補陽之大力惟能以附子歸諸補陽又能以人参歸諸補陰夫然後附子之功用彰夫然後人参之功用亦彰而凡真是陰虛者亦不致就死於新方之八陣法矣

卷六之八

世補齋醫書三易稿

世補齋醫書　文四六

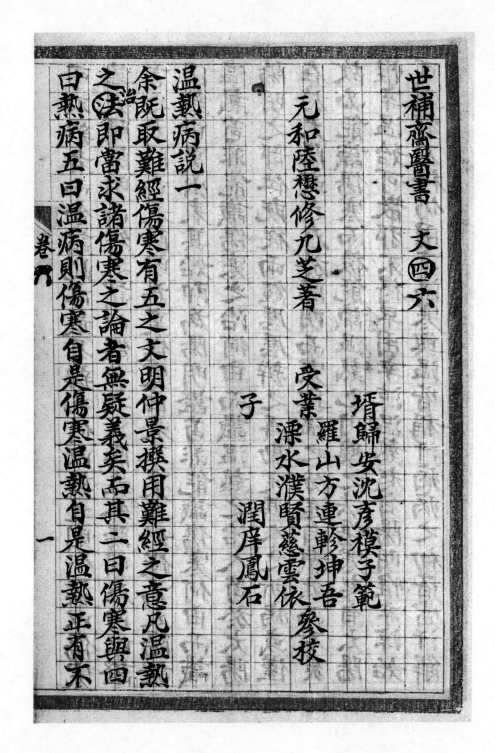

元和陸懋修九芝著

壻歸安沈彥模子範

受業　羅山方連軫坤吾

溧水濮賢慈雲依　參校

子　潤庠鳳石

温熱病說一

余既取難經傷寒有五之文明仲景撰用難經之意凡温熱之治法即當求諸傷寒之論者無疑義矣而其二曰傷寒與四曰熱病五曰温病則傷寒自是傷寒温熱自是温熱正有不

爽

可不辨者而余謂此亦最易辨也何以辨之則仍辨以傷寒論太陽陽明兩經之證以經言之太陽在外陽明在内以證言之太陽為表陽明為裏傷寒由表入裏其始僅為太陽證温熱由裏出表其始即為陽明證苟非能識傷寒何由而識温熱苟非能識傷寒之治何由而識温熱之治人苟於太陽陽明之部位既從兩經歷歷辨之再勘定其人之所病或僅在於太陽或已在於陽明而寒與温之分途自截然而不爽故必能識傷寒而後能識温熱也用藥之法傷寒起自太陽惟辛温始可散邪不得早用辛涼温熱起自陽明惟辛涼始可達邪不得仍用辛温寒與温皆稱汗病病之初皆當汗解

而辛温之與辛涼則有一定之分際而不可混者故必能識傷寒之治而後能識温熱之治也且夫傷寒論之有青龍白虎也皐蓋因傷寒初起失用温散寒邪内傳便成温熱治必改用寒涼而設故兩方並用石膏而其分則在一用桂麻一不用桂麻有桂麻者不可用於温熱病專屬陽明之候但可用於傷寒病欲轉陽明之候無桂麻者則既可用於傷寒病已入陽明之候即可用於温熱病發自陽明之候蓋其時陰爲熱傷傷津傷液惟寒涼之撤熱力始足以救陰熱之不撤陰即有不克保者所以芩連膏黄皆以治温非以治寒只除去起首桂麻二物則傷寒論中方大半皆治温治熱方矣凡傷

寒發熱者不渴如服桂枝湯已而渴服柴胡湯已而渴不惡寒反惡熱始初惡寒一熱而不復惡寒凡傷寒欲解時寒去而熱亦罷若寒去熱不罷汗出仍熱而脈躁疾皆温病之的候也病之始自陽明者為温即始自太陽而已入陽明者亦為温是故太陽病發熱而渴不惡寒者為温病此一條本以太陽病發熱五字為句以而渴不惡寒者六字為句蓋上五字為太陽而下之渴不惡寒即陽明也又太陽病桂枝證醫反下之利遂不止脈促者表未解也喘而汗出者葛根黄連黄芩湯主之此一條桂枝證本太陽病而以醫誤下遂入陽明蓋上六字為太陽而下之脈促喘汗即陽明也觀此兩條

之渴也喘也汗也脉促也不惡寒也皆屬溫熱即皆屬陽明而條首仍冠以太陽字者正令人於渴利等字知其病之已從太陽傳入陽明急當專就陽明治也若因其上有太陽字仍作太陽觀仍用太陽方或并因認作太陰病則與惟其本識陽明矣者皆非能識溫熱者也

溫熱病說二

溫熱之病為陽明證陽明之證在傷寒論傷寒之論有溫熱病病在論中方亦在論中方亦不在傷寒論外本不難辨自夫人以論外之瘟疫作論中之溫熱惟恐瘟疫與傷寒混適將溫熱與瘟疫混反將溫熱與傷寒混傷寒溫熱瘟疫三者愈辨愈不清矣是故

卷六　三

欬

欲得溫熱之真必先嚴瘟疫之界乃能知傷寒之論本自有溫熱之方凡病之里巷相傳長幼相似其小者如目赤頤腫咽痛咳嗽之類常常有之屬溫者多其大者變起倉猝一發莫制有不定其病之為寒為溫者衆人傳染如徭役然因其傳染乃名為疫若病只一身即在同室侍疾之人亦不傳染則溫為溫病熱為熱病其初傳與傷寒之太陽異其中傳與傷寒之陽明同既不傳染即不得以疫名乃人皆以病之傳染者始謂之溫而反以不傳染之溫病獨不得用桂麻青龍者仍混於二日傷寒之內仍用桂麻青龍之方十治九誤所以欲明溫熱者不必與傷寒辨而必先與瘟疫辨與瘟疫辨

者無也
奈何蓋即辨其傳染不傳染耳明乎傳染之有寒有熱者為
瘟疫即知不傳染而有熱無寒者為溫病其所以異於瘟疫
者只在此不傳染之三字其所以異於傷寒者亦只在不用
桂麻青龍之三方此外則與傷寒病寒既成溫而後病無少
異方亦無不同凡溫病之宜用葛根芩連湯白虎湯諸承氣
湯及凡為清法所治者病在論中方亦在論中知病之如是
者即謂之溫乃不以病之傳染者始謂之溫而反以溫病之
不傳染者仍用桂麻青龍之法矣質而言之溫病者陽明也
傷寒論以成汪為最先成氏只有陽明也三字包括掃一
切簡而淨無他說尚有葛稚川以蔥豉湯治溫而云傷寒有

注　氏　明　言　明　他若

卷八　四

數種庸工皆不能辨劉守真以升麻葛根湯治温而云傷寒曰大病以其爲害之大也夫治温而曰傷寒有數種治温而曰大病之傷寒則知前人之通稱傷寒者由來已久此傷寒論之所以不可不知有五種也然苟不先嚴瘟疫之界即不能得温熱之真柯韻伯曰温熱利害只在一人瘟疫利害禍延鄉里今人不分温熱瘟疫以辭害義矣周禹載曰一人受之則謂之温一方受之則謂之疫薛一瓢曰江西才宏筆肆而論温自呈敗缺温瘟二證絕無界限人不知其牽混也黄坤載曰温病者一人之病非衆人所同病其州里傳染衆人同病者謂之疫癘只此數語分別温瘟病者可以蒙其福學

者可以受其益解人不當如是耶故比年以來人每以瘟之何以別於傷寒者問余必以温之所以別於瘟疫者對而凡昔之愈辨愈不清者庶幾自此而一清乎

温熱病說三

温熱之屢變而亂其真也由於傷寒之一變而失其傳其母風寒諸病由太陽入陽明者有傷寒論在尚且各自為說至温熱而漫以為仲景所未言更不妨別出己見每先將温病移入他經每先將温病移作他證亦有似乎秋枰之工無一局之同者如喻嘉言移其病於少陰腎周禹載移其病於少陽膽舒馳遠移其病於太陰脾顧景文移其病於太陰肺遂

移其病於厥陰心包秦皇士移其病於南方吳鞠通移其病於上焦陳素中楊栗山移其病為雜氣章虛谷王孟英移其病為外感尤其甚者則張介賓張石頑吳又可戴天章皆移其病為瘟疫而石頑又移其病為夾陰娓娓動聽亦若有通以移我情者而無如陽明為成溫之藪天其意者皆無異說皆以傷寒論陽明方為治自夫人欲廢陽明方故必先將陽明病移出陽明外非余之故為訾議也苟其不然則東扯西曳者何以必將千古相傳之定法弁髦棄之哉禹謨曰宥過無大刑故無小不知而移之出於無心也過也猶可恕也知而移之出於有心也故也不可言也潛窺其隱恐尚不僅為

明味之分後有作者或更別有移法總欲令世人不知有仲景而樂就其簡便之門新奇之說耳然此皆將溫病移出陽明外者更有明知其在陽明亦必謂不可用傷寒方而自製一二味藥以為此非仲景所知其實除此一二味則仍不離傷寒論之葛根膏黃試一問黃坤載楊粟山輩於青萍蠶蟬外所用何藥即可見矣此則暗襲傷寒方而即明斥傷寒論又以不移為移者也吾願任斯道之君子毋為移字訣所誤看得仲景書祇宜於傷寒而疑傷寒方之不可用於溫熱之病則吾道之幸亦病家之幸也爰為選方如左仍是諸家所用藥不過彼暗而此明耳

温熱病選方

葛根黄連黄芩湯　此為陽明温熱主方不專為下利設

葛根　黄連　黄芩　炙甘草

白虎湯

石膏　知母　炙甘草　粳米

大承氣湯　諸承氣法酌用

大黄　芒硝　厚朴　枳實

五苓散　去桂朮

猪苓　茯苓　澤瀉

黄芩湯

梔

黃芩　赤芍　大棗　炙甘草
大黃黃連瀉心湯　溫熱之用瀉心法者只用此一方
大黃　黃連
茵陳蒿湯
茵陳　大黃　梔子
梔子豉湯　諸梔豉法酌用
生梔子　香豉
四逆散
柴胡　枳實　赤芍　炙甘草
白頭翁湯

梔

秦皮　白頭翁　黄連　黄柏　此以上皆仲景方

升麻葛根湯

升麻　葛根　赤芍　炙甘草

涼膈散

連翹　薄荷　黄芩　梔子　大黄　芒硝　炙甘草

天水散

滑石　生甘草　此以上爲河間方

肘后葱豉湯

葱白　豆豉

肘后葛根葱白湯　去薑

葛根　葱白　知母　川芎　赤芍
節菴柴葛解肌湯　去薑棗
柴胡　葛根　白芷　羌活　石膏　黄芩　赤芍　桔梗
生甘草
局方柴葛升麻湯　去薑
柴胡　葛根　升麻　荆芥　前胡　石膏　黄芩　赤芍
桑白皮　豆豉
羌活冲和湯　生地生薑酌用
羌活　防風　川芎　白芷　蒼朮　黄芩　生地　炙甘
草　葱白　生薑

梔

荊防敗毒散　人參酌用

荊芥　防風　羌活　獨活　柴胡　前胡　川芎　枳殼

桔梗　薄荷　人參　茯苓　炙甘草

黃連解毒湯　大金花丸去梔子加大黃

黃連　黃芩　黃柏　梔子

三黃石膏湯

黃芩　黃連　黃柏　梔子　豆豉　石膏

蒼朮白虎湯

蒼朮　石膏　知母　炙甘草　粳米

此余廿餘年酌用之方病無不愈不敢自私以貢病家

寓

卷六　九

瘟疫病說一

說文疫民皆病也从疒役省聲釋名疫役也言有鬼行疫也
一切經音義注引字林疫病流行也此即內經刺法論所謂
五疫之至皆相染易無問大小病狀相似亦即仲景原文所
謂一歲之中長幼之病多相似者是也惟其大小長幼罔不
相似故曰皆病惟其皆病如楚金所說若應役然故謂之疫
仲景為後漢人請即以後漢言之安帝元和己未會稽大疫
延光乙丑京師大疫張衡上封事謂民都病死死有滅戶人
人恐懼朝廷焦思以為至憂此非長幼相似病不獨在一人
者乎仲景當靈獻時遭疫者五建寧之辛亥熹平之癸丑光

小徐繫傳若應役然

疫

喪 罹褐

蓐

和之己未壬戌建安之二十二年丁酉歲皆有疫氣以丁酉
之疫為最曹植嘗言曰是年癘氣流行家家有僵尸之痛室
室有號泣之哀或闔門而殪或覆族而喪罹此者悉被褐茹
藿之子荆户蓬室之人耳若夫殿處鼎食之家重貂累蓐之
門若是者鮮焉此乃陰陽失位寒暑錯時是故生疫仲景所
值有疫之年如此此五年外豈無溫病而為一人所獨即不

者一人獨病

是皆病之疫君於無疫之年所遇溫病概名為疫而所有一

近人 幾若

人獨病之溫幾若世間更無此病者然然則此病其安往乎

其在 時

宋元以來則不名為疫而名曰瘟蘇公雪夜詩云稍壓冬瘟
聊得健蓋以俗傳有雪壓瘟疫之語此亦指皆病之瘟言之

瓤　蔔　兎

潦　村

也近如喻嘉言所謂鷄瘟死鷄猪瘟死猪牛馬瘟死牛馬吳又可所謂大頭瘟瓜瓤瘟蝦蟇瘟疙瘩瘟絞腸瘟軟脚瘟劉松峯所謂葡萄瘟鸕鷀瘟龍鬚瘟蝦子瘟芋艿瘟又有所謂椅子翻扁担翻王瓜翻所謂鵓鴿掙烏鴉掙兎兒掙狐狸掙猿猴掙者瘟也翻也掙也皆疫也即所謂皆病之疫也陳素中謂凶暴大病死生人在數日間戴天章謂中人人病中物物傷試察廁間糞氣與凶地屍氣自能辨之楊粟山謂毒霧之來也無端烟瘴之出也無時餓殍在道胔骼之掩埋不厚死尸連牀魄汗之淋漓自充凡為疵癘旱潦之氣禽獸草木往往不免即此諸說且不僅為長幼相似直有比屋連村一

家而斃數人者矣不獨死生在幾日間且有朝發夕死夕發朝死尤急則頃刻而死者矣如是者即古人之所謂疫如是者即近人之所謂瘟或數十年而一見或數十年亦不一見試問病家其與年年常有之溫一人獨病之溫有何干涉若年年常有之溫何至朝廷亦為之焦思如張平子之所言乎若一人獨病之溫何至闔門覆族家家痛室室哀如陳思王之所言乎著作家或意本在溫而迹其所指則皆瘟疫或其書竟名瘟疫而味其所言則仍是溫生其後者不且迷於所向而無可適從哉余特將凡言瘟疫之大異於尋常溫熱者雜列於此以告病家冀病家先識此為瘟疫而將尋常溫熱

之病別而出之庶知溫熱之治仍可取用傷寒論中之方而頭頭是道矣

瘟疫病說二

余既明溫之與疫不過為古今異名則疫即是瘟瘟即是疫而與溫熱之溫全不相涉者概可明矣乃更有謂溫瘟為古今字不可以溫瘟為兩字者則吳又可之瘟疫論也蓋又可欲謂溫瘟為一病故謂不可以溫瘟為兩字夫疫有兩種一為溫之疫一為寒之疫若既論疫則疫之溫者宜寒疫之寒者宜溫各有治法又可之書只說疫之有溫未及疫之有寒且但說疫中之溫本不說不疫之溫其義自在若必欲以

溫瘟為一字則疫之寒者既不可稱寒溫豈疫之溫者獨可稱瘟溫乎其後周禹載之分溫熱暑疫王孟英之集溫熱溼疫非不欲明疫之外自有溫熱然皆平列四證則又不知溫熱暑溼皆就一人之病言之疫則必以病之傳染言如其溫熱暑溼之四證而並為一時所傳染則溫為溫疫熱為熱疫暑溼為暑溼之疫且當與寒病之有傳染者皆以疫名若之何其可平列乎凡著書者但說溫疫不說寒疫故許畧為有疫之年而其疫之或為寒或為溫者亦令人罔知所指也

瘟疫病說三

疫之稱謂不可不明疫之治法亦不可不講為經五疫之至

各隨其所值之年由伏而發其治盡於木鬱達之火鬱發之土鬱奪之金鬱泄之水鬱折之五法蓋治疫獨講主客太少之五運與大氣主客之六經氣就寒溫兩面而言卻是溫疫多而寒疫少故五運之有木火土金水也半寒而半溫也六氣之有濕寒寒濕風火火風燥大火燥也溫又多於寒也然正不得以溫多於寒而遂置寒疫於不問也周禹載於溫獨說春溫而於疫又獨說溫疫則既則既不解溫之無寒又不解疫之有寒故耳黄坤載則知有寒疫矣然於溫疫則云無內熱無熱則何以謂之溫乎於寒疫則反用石膏用石膏則何以謂之寒乎喻嘉言論疫專主三焦頗得治疫之法坤載之於疫偏

卷　十二

梔

說手足六經夫疫之小者不分經略疫之大者須刻變生尚何六經傳徧之有只是仲景六經之藥不外温清兩法以之分治兩疫亦為甚合大抵以温而疫則論中芩連梔柏之統於膏黄者可用也以寒而疫則論中吳萸蜀椒之統於薑附者可用也余獨舉運氣一方冠其首而又舉普濟消毒飲之治温疫者以概清法舉聖散子之治寒疫者以概温法而禹載之惑可解坤載之混可別因嘉言之治温而用薑附鞠通之治温而用桂枝者皆可刪總而言之有熱無寒者是曰温有寒有熱者是為疫其亦可以治寒疫者治温疫更不得以治寒疫者治温病也此温熱瘟疫之所以必嚴其界也

而温疫寒疫所以亦不可偏舉

雞
梔

瘟疫病選方
運氣五瘟丹　方載韓氏醫通馬氏瘟疫發源萬氏家
抄方亦名代天宣化丸
大黄　甘草稍　黄芩　黄柏　山梔　黄連　香附　紫
蘇葉
右八味於冬至日將生軍三倍於他藥煎湯去滓熬膏糊
丸如鷄子大硃砂雄黄爲衣再貼金箔每一丸取泉水一
盌浸化可服七人甲己年甘草稍爲君乙庚年黄芩爲君
丙辛年黄柏爲君丁壬年山梔爲君戊癸年黄連爲君凡
爲君者多一倍餘爲臣使者半之

治療用者宜審寒溫二疫不可偏奏也青田之說如此余按公謫居黃州尚在六十三甲子濕土運中方必大效至五十歲後又值六十四甲子相火之運故至辛未而即有被害者矣陳氏固深明五運六氣者余亦以此賅溫法諸方焉

溫清二法外如玉樞丹紅靈丹蘇合香丸牛黃清心丸人馬平安散諸葛行軍散輩分治溫疫寒疫寒溫錯雜之疫病不僅在腸胃而實蒙閉氣道對病即為良藥獨不可施諸溫熱病中蓋溫熱獨病燥金若疫則不定為燥金病故必先明寒溫二疫而後知溫熱之病自不得混稱疫也矣

世補齋醫書　文七

元和陸懋修九芝著

壻歸安沈彥模子範
羅山方連軫坤吾
受業溧水濮賢慈雲依　參校
子潤庠鳳石

丹痧斑疹辨

丹痧斑疹四者丹與痧類斑與疹類痧輕而丹重疹輕而斑重丹與斑皆出與膚平而成片痧與疹皆高出於膚而成點痧自痧丹自丹也渾言之則通曰痧亦疹自疹斑自斑也渾

梔

言之則通曰疹而痧之原出於肺因先有痧邪而始發表熱治痧者當治肺以升達為主而稍佐以清涼疹之原出於胃因表熱不解已成裏熱而蘊為疹邪治疹者當治胃以清涼為主而少佐以升達痧於當主表散時不可早用寒瀉疹於當主苦泄時不可更從辛散大旨升達主升葛柴之屬清涼主芩梔桑丹之屬惟宗仲景葛根芩連一法出入增減則於此際之細微層折皆能曲中而無差忒此治痧疹之要道也自來治此證者主辛散則禁寒泄主寒泄則禁辛散故兩失之至不僅為痧與疹而為丹為斑則皆裏熱之甚惟大劑寒藥乃克勝任非第痧疹之比矣有是四者脫必問四者之胥

與不齊以脘悶之解與未解為辨有是四者熱必壯四者之解與不解以汗出之透與未透為辨故當正治痧疹時必兼行升清兩法表裏交治務使痧疹與汗並達惟痧疹當發出之際病人每悶極不可耐稍一輾轉反側其點即隱病邪反從內陷此正不必有外來之風也即袖端被角間略有疏忽其汗便縮一縮之後旋即周身皆乾此時厥有二弊一則汗方出時毛孔盡開新風易入一則汗已大出不可再汗非特痧疹立隱且津液既泄熱必益熾後此變端皆從此起病家只道未愈醫家亦但說變病孰知皆汗不如法之故耶凡病之宜從汗解者無不皆然而兼痧疹者尤甚故特於此發之

近見有刻爛喉痧證輯要者教人宜從表散固不誤也而又切戒寒涼則並表散而亦鮮當矣開首先載葉天士先生醫案一則云此證一團火熱內熾醫見火熱之甚投以犀羚芩連梔膏之類輒至隱伏昏閉轉眼凶危孰知初起時解肌散表溫毒外達多有生者火熱之甚寒涼強遏遂至不救良可慨也云云此言恐是假托若葉先生當不如是之謬也夫此證之在初起宜從解肌散表時但有表熱無裏熱自當從表解散固無所謂毒也若既云一團火熱內熾則有表熱復有裏熱而其毒成矣熱既成毒安得不用寒涼乃又曰火熱之甚寒涼強遏只此八字如何連貫

況以犀角之本不當用者與他藥渾作一例遂並芩連膏梔之當用者而並斥之既不識病又不識藥一例加以良可慨也等字後人遂以此為葉先生語而信之則此病從此無治法矣試思仲景於青龍湯已用石膏於白虎湯不須用麻桂蓋於宜青龍時已不獨是表熱宜白虎時直是獨有裏熱豈有葉先生而並表熱裏熱之不分者哉況明明自己說是內熱而尚不用寒涼則寒涼之藥直到何時方可用耶凡病已到內熱地步而仍一味表散則汗大出而液且涸熱更灼所有溫毒何由消散既不外達自當內陷遂至不救此等讕語害之也此冊本為爛喉而發乃未載

乃未載委中少商刺法則是俗所謂痧氣吞痧者非真此痧之痧也

後半揣入委中大兩挑痧刮痧等語並載霍香正氣散
則此痧非彼痧尚且渾而一之似此妄談直堪捧腹
近又有重刻痧喉論者前半意亦略同獨後半載祖鴻範
一論則平允之至因亟登之祖云此證解表清熱無非兩
法而已初起自須透達即或宜兼清散總以散字為重及
外閉之風寒已解內蘊之邪火方張惟有寒瀉方能泄熱
熱一盡而病自愈若仍執辛散之方則火得風而愈熾矣
熱勢燎原殺人最暴要惟於先後之間隨機應變斯各中其
竅耳此則勝於他說萬萬若彼之妄戒寒涼者正未識此
奧窔也

噦逆有冷熱兩種說

噦有胃風胃火之噦有因病致虛之噦陽明病之最危者也說文噦气牾也玉篇十七薛噦逆气也唐韻於月切音駿集韻駿又音鬱與詩噦噦之讀作翽音玉篇所謂火外切烏語也者不同蓋噦有鬱音即有鬱義音義既明然後以傷寒論若嘔若吐若乾嘔若欬若噫若噎等病同為氣逆上衝及氣息不調者分別觀之乃知噦之一證為病最重治之必分冷熱兩途投劑若差動關生死徒曰氣逆而已正不足以救此病之危也先論嘔吐東垣云嘔者聲物兼出吐者物出無聲精言之則吐為直衝而出嘔必作勢而出嘔有聲吐無聲而

皆有物則嘔與吐分而皆非噦也再論乾嘔東垣以其聲出而無物即與噦並言徒以噦亦聲出無物耳然噦與乾嘔雖同為聲出無物而病則截然兩種王安道謂乾嘔為噦之微噦為乾嘔之甚雖分微甚而仍作一病觀不思乾嘔之有聲也為物不出而有聲其聲惡濁而若斷噦之有聲也為但有聲而無物其聲短促而聯屬病大不同豈僅微甚之閒謂乎至成無己且云噦即欬逆則欬逆兩字屢見於金匱痰飲病中與嗽則不甚相遠與噦則大相懸絕尤不能視為一病安道駁之良是然安道又出吃忒兩字謂欬逆即是吃忒吃忒非即是噦豈知噦正可稱吃忒吃忒正不可名欬若以欬逆謂

即吃忒則仍以噦爲欬而誤亦與成氏同矣況內經治噦有以草刺鼻取嚏之法又曰無息而疾引之立已大驚之亦已則未聞以欬者而可以嚏止可以疾引大驚而止者內經論欬又有欬逆甚而見血一條正以欬之不止血隨欬出又未聞以噦之不止而因噦見血者也余讀內則子事父母不敢噦噫嚏欬旣數噦又數欬則噦之非即是欬不更於此可意會歟夫吃忒已是後世俗稱而後世方言又各不同即如吾蘇俗稱於安道所謂吃忒者又稱爲打呃打呃又稱爲冷呃自有冷呃之稱而一見有呃遂以爲呃無不冷競用丁香柿蒂湯之辛溫施諸陽明病熱極垂危之際則稱名之不正害

之也不審呃之出於平時者則如靈樞所云穀入於胃胃氣上注於肺今有故寒氣與新穀氣相亂氣並相逆而為噦者則無端呃作並不兼見他病此噦定屬於寒則謂之冷呃而予以丁香之溫正合即不然而用金匱嘔吐噦一門生薑半夏湯橘皮竹茹湯亦有合者然此為噦之輕淺者也若在傷寒溫熱病中則有冷熱兩途而其為病亦大矣如陽明病不能食攻其熱必噦又曰大吐大下之極虛復極汗出者因得噦此則因攻致虛幾於虛脫即名之以冷呃亦無不可因其本宜於溫中也獨有太陽中風火劫發汗後久則譫語甚者致噦又若陽明中風有潮熱嗜臥一身及面目悉黃小便難

時時噦又若腹滿不能食欲飲水與水則噦又若陽明不屎腹滿加噦者不治此則皆為胃中實熱不急用大小承氣撤其熱即死而亦因冷呃二字之相沿竟若不呃則已呃則未有不冷者而仍用丁香之溫劑否則僅用橘半竹茹之輕劑則其誤於稱名之不正者害且不可勝言前人只從氣逆上圖治安得及救此陽明最危之病耶且仲景時之噦多得之極吐汗下屬冷者多今則每由失汗失下得之故屬熱者多余於同治癸亥在上海病中見噦不省人事者旬日余子潤庠以大承氣一服得生越八年辛未余友青浦胡海霞明經亦見此證於溫熱病中飛艇延治至則醫已連進丁香且議

投肉桂矣余曰此證必見五臭全方可活謂臭汗臭痰臭屎
臭尿及放空亦臭也乃僅將以苓連丹芍少佐元明粉而未
及三日五臭已全病若失嗚乎此證之以稱為冷呃而死者
不知凡幾惟其愈用辛熱愈見寒象故病家終不悟耳世又
有以噦為噫者又有以噦為噫者亦皆非也說文噫飽食息
也一切經音義引作飽出息玉篇同此皆傷食所致與魯論
孔子之噫一為傷痛聲一為心不平聲者異亦與詩噫嘻成
王莊子大塊噫氣漢梁鴻作五噫歌並異而皆不可以噦當
之噎則說文曰飯窒也通俗文塞喉曰噎續漢書禮儀志民
年八十九十賜玉杖端以鳩鳥為飾鳩不噎之鳥也後漢書

則其病之為胃風胃火而非冷呃不甚明哉

又有以噦為噫者

飾

明帝記祝哽在前祝噎在後亦皆防其傷食與詩王風中心
如噎傳云噎憂不能息者果亦不可以噦當之也至呃字僅
見玉篇中廣韻無呃字有呝字皆於革切呃之與噦字雖不
同而其為氣逆則同玉篇釋作雞聲廣韻釋作鳥聲正是形
容短促而聯屬之聲並為氣逆而所關繫者尤在冷熱兩途
明乎此而知噦即吾蘇之所謂呃獨不得囿於吾蘇之所謂
冷呃則宜溫宜清之辨即可生可死之分病家於此最危之
證其可安於不知也哉
周鶴亭太史云明人作正字通識者謂其疏舛頗多不可
為典要獨其於噦字釋作呃逆則大可從也信然

溼

霍亂論

霍亂一證有寒有熱熱者居其九寒者居其一凡由高堂大廈乘涼飲冷而得之者仲景則有理中四逆諸方後世亦有漿水大順復元冷香飲子諸方病多屬寒藥則皆宜用熱若夫春分以後秋分以前少陽相火少陰君火太陰濕土三氣合行其令天之熱氣則下降地之濕氣則上騰人在氣交之中清氣在陰濁氣在陽陰陽反戾清濁相干氣亂於中而上吐下瀉治此者宜和陰陽分清濁以定其亂亂定即無不愈此則病非寒也而亦非盡用寒藥也即如薷藿平陳胃苓等湯習用之劑亦皆温散温通之劑特不可用薑附丁萸之大

條　則

平大熱者耳又有不吐不瀉而揮霍撩亂者則多得之飽食之後凡夏月猝然冒暑惟食填太陰亦曰飽食填息一證為病最速為禍最酷而人多忽之即有知者亦僅以停食為言絕不信其為閉證之急者閉則手足肢冷六脈俱伏其喜近烈日此乃邪閉而氣道不宣淶氣脫而脈絕不續其畏寒也正其熱之甚也閉與脫之分一為邪閉而脈伏一為氣脫而脈絕脫者誤閉氣散而死閉者誤補邪錮而死人之死於邪閉定較氣脫而死者易且較氣脫而死者速病家不明此理一見邪閉未有不疑其脫者況乎人之將死總可云脫孰肯於此時再說是閉於是乎病之亟宜解利者雖有明眼何

唯唯否否卒未有能破其扃者

素問六元正紀大論曰太陰所至為中滿霍亂吐下又曰土鬱之發民病霍亂嘔吐靈樞經脈篇曰足太陰厥氣上逆則為霍亂此不定其為寒為熱者也惟氣交變大論六己年少宮運歲土不及民病飧泄霍亂是為寒中然值己巳己亥相火在泉民即無病則可見此證之屬寒者少而屬熱者多矣至於傷寒論中所載霍亂則有既吐且利而大汗出脈欲絕者有吐利汗出發熱惡寒四肢拘急手足厥冷者有惡寒脈微利止亡陰者有下利清穀汗出而厥吐已下斷汗出而厥者此必有吐有利有汗有惡寒方是理中

溼　溼

湯四逆湯四逆加參四逆加膽汁諸方用以運行上下通達內外為寒邪直入厥陰之霍亂若不然者則仍暑濕熱之三氣為之不可固執為寒輒死於一口之生薑紅糖米飲湯也王孟英隨息居於此證獨有見地余曾摭其勝而為之說

暑瘧暑痢論

瘧痢之不治多由於以實作虛夫瘧有虛瘧痢有虛痢無不因乎病久而成陰虛則宜補陰陽虛則宜補陽皆所以治瘧痢也若夏秋之交感受暑濕熱之瘧痢則是瘧痢之實者而亦作虛治即不然亦不敢作實治則其瘧其痢勢必久而不

卷七　十

淹纏

除終則果變為虛或成瘧母或成休息痢雖已受累無窮亦尚不為大害然竟有淹纏而殞其生者蓋實本不死而惟以實作虛須用真見則竟無不死也周禮秋時有瘧寒疾賈公彥疏爲瘧惟金沴火蓋以秋金為收令而大火西流蘊崇於內遂病君子瘧脈自弦弦數多熱宜涼散弦遲多寒宜溫散無痰不作瘧宜導痰瘧不為汗衰宜取汗取汗之法不外柴胡一味用以和解少陽仲景於少陽禁汗者禁麻黃非禁柴胡也非禁柴胡之屬也如兼更挾暑必用香薷葉先生於暑不用香薷於瘧不用柴胡者以先生重名人之以瘧延治必已過薷柴之會若他醫當病之初輒據此以為香薷柴胡葉先生所

兜澀　段

不用而直認作不可用則此意先昧然矣痢者古稱滯下下字亥駕切去聲讀作自上下下句之第三字蓋謂滯而不下非謂下之多也凡裏急腹痛後重頻併虛坐努責數至圊而不能便皆以滯而不下之故不可升提不可兜澀不可滋膩不可溫補必用厚朴以泄滿枳實以導滯檳榔以達下重則須用生軍其挾暑者必兼香薷飲香連丸(天水散)諸方此則治暑痢之要道也彼四神丸烏梅丸則治五更泄瀉厥冷久利與此時無涉如其腹痛之甚正是滯下之甚當從痛則不通通則不痛之訓(說)不可誤引痛者寒也有寒故痛之文倪氏涵初瘧痢三方雖未賅括大段不差誠以瘧無截法以發為截痢無

止法以通為止發正所以截之也通正所以止之也欲截欲止者不可誤也夏秋瘧痢尋常之病耳此種淺語本不當說乃病家於暑瘧暑痢亦無不以虛寒為詞將府病認作藏病故亦不得不辨耳余嘗遇一月一作之瘧三年不愈之痢其故何耶始不過以實作虛而已矣若夫瘧之久而果為虛瘧即用補中益氣湯仍恃升柴痢之久而果為虛痢即用七味白朮散仍賴葛根其理可知已總之因虛而死者其死也遲而難以實作虛者其死也速而易非真一名為虛即可立於無過之地也病家而不知也尚何望哉

有病則為實非結實強壯之謂到此又不能不提

此篇凡咳字皆當作欬

欬嗽論

經云十二經皆有欬不獨肺也但以肺爲華蓋其位最高爲諸氣出入之道路故欬無不涉於肺耳欬與嗽有別其標皆因乎痰有聲有痰者謂之嗽有聲無痰者謂之欬而痰與飲又有別其本皆出於水水之稠者爲痰水之稀者爲飲稠則嗽之即出稀則非欬不出且有欬而不出者人遂謂爲乾欬共目爲肺之燥而不知其爲脾之溼非獨溼與乾相反且并水飲兩字從此亦不聞於世所用之藥無非滋潤飲證得之愈潤愈燥遂成炎上之火及其火既上炎而煎熬津液變爲骨蒸臥則喘作動則汗出痰氣腥穢喉破失音變爲肺癰

卷七　十二

兜殼

痿勞怯之狀皆可預計病至此不可為矣夫咳嗽初起本為微疾治之之法皆在金匱篇中金匱於咳嗽分作兩門一在肺癰肺痿門為第七一在痰飲門為第十二同一咳嗽也其所以必兩見者豈無故哉詳玩兩門方治一主達表散邪一主滌飲利氣獨不於此時一用滋補乃時人一見咳嗽絕不用達表利氣法而輒以兜鈴蛤殼紫苑款冬阿膠沙參二冬二地龜板鱉甲之屬凡與咳嗽為仇者罔不畢集猥云傷風不醒便成勞不幾而果成勞病是其所以成勞者藥為之非病為之也及其既成勢無可救孰知勞之為病本不能救於已成之後而必使之不成於未勞之先乎其何以使之不成

則有表宜散有壅宜達有飲宜滌有氣宜利及其有火則宜泄宜降而凡時人所防其成勞之藥絕無一到則咳嗽雖久萬無不止之理即不然而並不服藥咳嗽亦能自止此即不令成勞之大作用也況既曰傷風何以使之不醒既不醒矣何以任其不醒且將與咳嗽為仇之藥或推之或挽之而使之必成乎哉即使欬久而失音因書之金空則鳴金實無聲金破碎亦無聲而今是種仍不得作破碎觀也然而難矣

凡血證痰滯溲溺淋癃遺精敗濁皆當作如是觀

喘壅非即喘脫辨

天位乎上地位乎下人生其間一氣所包舉而已人在氣中

甯

猶之魚在水中魚不自知其在水人亦不自知其在氣氣即
是風人之氣息頃刻離風即死内經言風氣通於肝是即生
生不窮之氣也凡所為陰氣陽氣衛氣營氣中氣宗氣水穀
之氣皆就吾身之氣之正者言之凡所為熱氣冷氣陷下氣
逆上氣升降不利之氣皆就吾身之氣之病者言之是氣也
呼則出吸則入得天地之清甯其數常出三而入一人惟不
知身内之氣全賴有身外之氣故但知有身以内之氣不知
有身以外之氣耳夫人一呼則氣出所出者身以内之氣也
一吸則氣入所入者非身以外之氣乎無身以外之氣則身
以内之氣便不靈而不相為用故人死而氣絕者外之氣不

能入內之氣但有出則氣絶不續理有固然人當無病之時內氣外氣息息相通時以新氣換陳氣即以正氣敵邪氣一遇外感內傷則本氣即為之鬱所謂鬱者內氣不得通則外氣不得入但一去其氣中之鬱則氣之不入者自入即氣之不通者自通而氣復其常何病之有一經滋補始但阻滯乖迕繼則周身壅閉內氣愈不通外氣愈不入不通不入其氣乃絶吾見喘壅一證往往胸高膈滿擻肚擡肩此時此際有宜散表以通其氣者有宜疏裏以通其氣者有宜清熱逐寒以通其氣者有宜消食導痰行淤解結以通其氣者不此之務而將氣為邪壅之喘認作無氣以續之喘謂之上氣不接

乖

視同

欬欬

下氣為少陰息高抑之遏之降之納之轉壅轉補轉補轉
壅旦夕之間舍補而死良堪痛憫故不憚作危苦之詞以告
病家之欲明此理者勿使徇人意也
說文喘疾息也疾息也者本書歜口气引也廣雅喘息也
釋名喘湍也湍疾也氣出入湍疾也史記倉公傳令人喘
逆不能食難經喘咳張世賢注肺主氣邪居肺則氣不順
而喘咳此皆與漢書丙吉傳牛喘吐舌王莽傳匈喘膚汗
同為氣逆不順而已至於虛脫之喘則必與他不治之證同
時並作方可慮其致脫奈何一見不順之氣並無他不治
之證而遽虞其脫或為言哉

溼　溼

張子和[illegible]云飢飽勞
逸人之四氣陳無擇
云瘖備三因飢飽
勞逸二子並能言之

逸病解

自逸病之不講而世但知有勞病不知有逸病然而逸之為病正不小也劉河間傷寒直格列有八邪稽其目曰外有風寒暑濕內有飢飽勞逸逸乃逸豫安逸所生病與勞相反經云勞者溫之逸者行之行謂使氣運行也則內經本有逸病且有治法乃後人引河間語每作風寒暑濕飢飽勞役夫河間以內外八邪標題既曰八邪當有八病故以飽與飢對逸與勞對若作勞役則只有七邪矣此內經所以謂勞則宜從溫養逸則利於運行早將勞與逸截分兩病也審其病之為逸便須用行濕(溼)健脾理氣導滯之法凡人閒暇則病小勞轉

卷七　十五

戲

健有事則病反卻即病亦若可忘者又有食後反倦卧起反
疲者皆逸病也流水不腐户樞不蠹其故安在華元化曰人
體欲得勞動但不當使極耳動則穀氣易消血脈流利病不
能生否則五禽之戲熊經鴟顧何以可求難老也許鶴巢中
翰聞余言而韙之且云枚乘七發所以能愈楚太子者其即
此病也夫語足解頤而余亦因此益悟仲景理中之旨
夫逸之病脾病也脾為太陰為陰中之至陰中者陰也故仲
景之理中湯即仲景之理陰法以白朮為君乾薑為臣參草
為佐此則真理陰也自張介賓不識陰字以陰為血必用熟
地理陰一若重用熟地多至八兩而血即可補足者致靈胎

賴

有熟地入肚立化為血之譏其於仲景温藥理陰之法相去幾何耶王公大人以久逸之體待漏入朝亦若同於風霜勞頓而多享上壽者正賴有此小勞以治其逸況每日五更獨得乾坤清氣為多哉作逸病解

因此又悟李東垣升陽散火之方不用陽藥又不用陰藥之妙則以其人另是陽為陰遏之病不是陽虛亦不是陰虛也此即河間逸病也亦即經所謂逸者當行之也逸病失傳而陽為陰遏之病亦失傳行之之法失傳而升之散之之法亦失傳總為以一補字執簡馭繁者所笑凡有不便者削之簡則簡矣無乃太簡乎余特為表而出之

煙漏說

自張潔古有古方今病不相能之說，人遂謂今病非古方能治。然今人萬病皆古人所已言，未聞別有古人不知之病也。若今所有煙漏一證，則真是今病而為古人所未知，即為古人所未言。向聞煙客多腸燥，往往大便乾結為脾約，而何以有煙漏？蓋所稱煙漏者，即下利也，即滯下也，亦即俗所謂痢疾也。人於傷寒之下利，且以漏底為名，況今以腸燥之人而忽有利，得不稱為漏乎？至一加以漏之名，則既名漏，自當塞，乃愈塞而愈漏者何也？以其本非漏也，以其本是滯下，故以塞者滯之而更滯也。或因傷於飲食，或以感夫暑熱，或以溼多成五泄皆足以成滯下其病多見於春夏秋之交煙容病即非煙容亦病特煙容臥多行少其氣更易滯耳或曰然則煙漏一證將何法以治之余曰此必不視爲煙容不名之爲煙漏仍從滯下正法以通爲止則漏自止人既曰漏亦不必定以非漏爭也但須知此漏之必得通而止則正所以治煙漏也吾見滯下之以名爲漏底而卒至不起者皆害於不爲之通故並於此發之

煙漏之所以然者如是是當推本於煙爲煙容籌調理之法人身藏陰府陽一呼一吸以奉生身及其病也在府爲輕在藏爲重一藏受病爲輕五藏皆病爲重人固罕有一

病而涉五藏者有之自煙客始夫人咽喉二竅喉主氣息即氣管也咽主飲食即食管也喉系通於肺呼吸出入下通心脾肝腎為氣息之道路咽系通於胃水穀皆由此入為飲食之道路飲食下咽熟軟生硬皆能容受而停留胃中其精微上輸脾肺其糟粕下入大小腸人之以飲食傷而為病者在府而不及藏若氣管清淨之地不能容受些子有形之物而惟煙之入也有氣無形在物最為微妙隨其人之本氣相為呼吸其呼也上出於心肺其吸也下入於腎肝而位乎其中以司呼吸之出入者則於脾人之有脾也本藉胃中水穀氣以生以化今煙氣徑達脾中軟之

飲食之入必由胃而後及脾者其行倍速是以煙纔入喉
頃刻周流充達對時不舉失煙氣之充周猶之過時不食
失穀氣之榮養其體倦脾為病也涕肺為病也汗心為病
也淚肝為病也腸燥腎為病也至其為引必對時而作者
脾主信脾之為病最先也故五藏俱病而脾尤甚焉平時
調理自當以健脾為主兼補兼行旁及四藏昔林文忠公
方深合乎仲景理陰之治~~於卑監士友有稗益~~此即治煙
良法一建中而五藏俱安者也至於病名煙漏實即滯下
則仍是府病不是藏病不可不治其府此病真是今病真
古人所未知然而藥則仍~~為古~~是古人之藥也

世補齋醫書　文八

元和陸懋修九芝著
壻歸安沈彥模子範
受業　羅山方連軫坤吾
溧水濮賢懲雲依　參校
子　潤庠鳳石

真中風論 附痺痿厥

風痺痿厥四病内經各有專篇而風之爲病也尤多傷寒論之中風即今所謂傷風如經言風寒客於人皮膚泄則洒然寒閉則熱而悶者是也此與金匱風之爲病當半身不遂脉

微而數者不同金匱之所言中經中腑中臟者則經所謂風氣入通於肝及所謂諸暴強直皆屬於風諸風眩掉皆屬於肝者此則真中風也善解此證莫如河間河間謂此多由熱甚兼燥而熱為主心火暴甚腎不能制則陽實而熱鬱甚則心神昏冒猝倒無知皆以熱甚故也此河間主火之說也至東垣則以氣言氣因火鬱也丹溪則以痰言痰因火結也二子者雖一主氣一主痰實皆主火而亦皆為通論蓋人身無內風不招外風無內火不起內風風由於火火又生風風火交煽風為標而火為本苟得內火之降則內風熄苟得內風之定則外風除然則欲去風於外者安得不先去火於內耶繆仲醇曰休治風休

治燥治得火時風燥了知其要矣喻嘉言宗之製祛風至寶膏用藥二十六味煉蜜為丸如彈子大每服一丸方以清火為主佐以祛風蓋清火以治病本而祛風以治其標若陰已傷加以和陰陳修園載諸金匱中風門注極表章之若夫金匱血痺虛勞門中方則專以治非風之證斷非可以治真中風者自夫人以虛勞之病概作中風而不問張介賓之所謂非風又因介賓有非風之說而從其說者又將真中風之病概目之為非風[想]當介賓時[必]以非風為辨而當今之世則又必以非非風為辨果遇非風自當從非風治若非非風則仍當從風治而治風之要尤在清火火之不降風必不除洄溪醫

皆所以治真中風也

案首章即是治風正軌凡病皆有兩端焉得歸於一致而於此病則既當辨其是非尤當辨其非非處真中風者不盡死於非風之病之近於風者又有痺痺病亦多由於熱其風氣勝者為行痺風陽邪也本熱也濕氣勝為着痺濕上甚為熱也寒氣勝為痛痺寒閉而為熱也即喉痺亦多熱證非虛證皆非血痺門中之所謂虛勞者至於痿則更為熱經屢言肺熱葉焦而肝熱脾熱腎熱皆能致之非獨骨痿之生於大熱也經又謂治痿獨取陽明石膏為陽明主藥言取陽明則所取之為石膏不待言矣至於厥則有寒厥有熱厥其為寒厥固多而熱厥亦不少余所見除一二虛勞外無非熱厥治皆

從仲景厥應下之之法以余所值爲燥火之運故所見皆病人病多屬
燥火若在寒濕濕寒運中當不如是今之燥火尚有四十年
以後值寒濕六十年過此以往又值風火火燥者百二十年
他時運氣轉移自有明者應運而生余則就今言今可矣

釋飲

痰飲之名始於仲景詳見金匱第十二篇中有二飲四飲五
飲之別二飲者曰留飲曰伏飲僅以病之新久言之留則留
而不去伏則伏而不出無所關於治要也四飲者懸飲溢飲
支飲痰飲懸謂懸於一處每聚脇下故脇痛溢謂溢於四旁
每漬肌膚故膚腫支者如木之有枝或左或右每易上逆故

肺

肺

胸膈喘滿而不得臥分言之則飲有三合言之則總為痰飲而亦不外乎留伏之理但水之稀者為飲稠者為痰水得陰凝聚為飲得陽煎熬成痰此則治有微殊矣五飲者水在肝脇下支滿故嚏則引痛水在心築築然悸動火與水為仇故不欲飲水在脾脾惡濕故身重水在肺吐涎沫肺不得清肅故渴欲飲水在腎腎本為水藏正不勝邪故臍下悸欲作奔豚此之謂五飲久而不愈而或懸或溢或支之無定者亦皆為留伏而已今夫人身之所貴者水耳天一生水有氣以為之母有胃以為之海故飲入於胃游溢精氣上輸脾肺下輸膀胱水精四布五經並行何病之有及其水不通調日積月

倚

累轉為淡濁而水飲成焉是故水飲之患未有不起於胃上脘者但有一毫陽氣不到處即為水之所伏留蓋陽氣得充足則陰氣化為津液以資灌溉而奉生身陽失運行則陰氣即化為水而成病從其初而言則水停於胃流於脇泛於肌膚逆於胸膈此四飲所由來也從其既而言則水由胃而上入陽分漸及於心肺下入陰分徐及於脾肝至腎而劇此五飲所由來也病之初起不外乎風寒外侵甘肥內滯氣機因而不利往往畏風畏寒汗閉溲閉欬逆倚息不得臥甚則膚腫水為陰邪故時而頭目眩暈是水邪怫鬱陽氣不上升非痰火濕熱之謂也時而口乾舌燥是水邪阻遏津液不上潮非陰

朮 不可作术

虛火旺之謂也且水飲之脉必弦或雙弦或單弦其弦之見
於右關者象類數亦非數則為熱也其舌必光滑而不立苔
此則沮洳之地其草不生亦非陰虛內熱之所謂光如鏡面者
也於此求治或開鬼門或潔淨府或除陳莝總宜以導痰滌
飲為事隨證酌加他藥而不可遽補雖在高年亦必先通後
補即補亦惟參朮薑附是宜若洋參石斛之養胃生熱二地
之滋陰麥冬阿膠之保肺兜鈴蛤殼之清金貝母栝蔞輩之
滑痰潤燥則皆宜於他人之火燥適相反於此人之水寒患
者固不能以病湊也總而言之振胃陽以逐寒水宜汗則汗宜
利則利即使久欬肺虛終是水寒在胃故雖行補劑亦惟壯

氣以通陽不可益陰而助病仲景小青龍湯及附子理中湯及
真武湯輩皆水飲正治之方也今人不言飲證而反有所謂廢此數方
陰虛痰飲者夫痰飲為陰盛之病乃以陰盛而謂為陰虛則其用藥為何如哉

飲證平時服枳朮丸法

金匱枳朮湯用枳實七枚朮二兩今從張潔古法改湯為丸將二味研末攪令勻另用鍋巴焦青荷葉煮湯糊丸如桐子大次第作為三料第一料用枳四兩朮二兩第二料用枳朮各三兩第三料用朮四兩枳二兩每日食遠後吞服三錢冬月用淡薑湯夏月用藿香湯送久之自然有效

按金匱君枳臣朮湯以盪之枳多朮少以瀉為主易水君

是也有由濕來者則十九條內諸痙項強皆屬於濕是也風為陽邪久必化燥濕為陰邪久亦化燥並且寒亦化燥熱亦化燥燥必由他病轉屬非必有一起即燥之證內經所以不言燥者正令人於他證中求而得之由是而證以經文及傷寒論各病則凡六經皆有燥證嘉言所製清燥救肺湯一方獨指肺金而言斷不足以概之如人病頭項強直項背強几几脊強而厥腰似折膕如結髀不可以屈則太陽之燥證也頭面動搖缺盆扭痛卒口噤齘齒腳攣急臥不着席輕亦口乾舌苦則陽明之燥證也口眼喎斜手足牽引兩脇拘急半身不遂則少陽之燥證也又若腹痛吐利胸內拘急者則太

陰之燥證惡寒踡卧尻以代踵脊以代頭俛而不能仰者則少陰之燥證睾丸上升宗筋下墜少腹裏急陰中拘攣膝脛逆冷者則厥陰之燥證燥必血虛而筋急仲景謂之為痙所以治風用葛根不獨以辛散祛風發汗太過治濕用栝蔞茵陳蒿不獨以香燥逐濕耗竭肝陰意有在也風濕之外凡大筋耎短小筋弛長以及身體煩疼骨節掣痛不能轉側等證多因於寒熱之久亦可在十九條內屬寒屬熱各證求之若六經之燥惟陽明一條最為重候蓋以肺固屬金而手足陽明之胃大腸正屬燥金為六氣之一而可獨指肺金為燥哉嘉言惟不識十九條之所以無燥證故不知十九條之皆可

以求燥證耳至於補出秋燥一層自有卓見不可沒也

故不知其火燥之所以無燥證

清燥救肺湯惟人參七分石膏二錢五分尚允其甘草一錢桑葉三錢太重其麻仁一錢杏仁七分再加炒黃阿膠八分枇杷葉一片太輕此亦誤以徐之才輕可去實之輕字為分兩之輕耳此方取以治因痿肺家纖小之病正合若燥之大者及胃大腸燥金為病亦用此方其何濟乎

老年治法

素問五常政大論陰精所奉其人壽陽精所降其人夭蓋以陽能發泄陰能堅凝陽固可貴陰亦未可賤也上古天真論年半百而動作皆衰陰陽應象論年四十而陰氣自半也起

居哀矣於此益知垂暮之年陰易虧而陽易強不知何時認作老年多陽虛老年之藥宜補陽而老人則自此危矣昔之言老年治法者宋陳直有養老奉親書元鄒鉉有壽親養老新書明劉宇有安老懷幼書皆不傳於世未知其意云何
國朝大醫則惟靈胎徐氏最為善治老人其言曰能長年者必有獨盛之處陽獨盛當顧陰陰獨盛當扶陽然陰盛者十之一二陽盛者十之八九陽太盛者非獨補陰並當清火以保陰乃世為老人立方總以補陽為事熱甚者必生風是名疾也若偶有外感尤當使之速愈老年氣血不甚流利豈堪補住其邪以與氣血為難故治老人感證總與壯年一例或

實見虛弱量爲補托則當就其陰陽之偏勝而損益使平試察千年之木往往無故自焚陰盡火炎萬物一體斷勿以辛熱助亢陽竭陰氣當耆艾之年而加以焚如之慘也靈胎之論悉合經旨誠能體味其言並會內經陽隔當瀉之意自不致如粗工之敗事矣惟所指老人陽證如頭熱耳鳴面赤目赤膚燥便燥其脈洪者猶人所易見余更推之則凡易於傷風食難用飽手足畏冷腰腳痠耎筋絡拘攣健忘不寐口流涎沫溼溲頻數陽痿不舉其脈沉小者皆陰竭而血不充熱甚而水易沸陽蓄於內不達於外此正人所據以爲陽虛者尤不可不辨也張文昌詩老去相傳補益方以老年而商補

法鄙意以為惟董思翁所傳延壽丹一方最為無弊延壽丹者思翁年登耄耋服此神明不衰鬚髮白而復黑精力耗而復強梁茝林中丞云我朝服此方者亦不乏人所識能臻上壽享康彊黄髮變元腰脚轉健真延年却病之仙方也又云康熙朝有人珍公手錄是方字帶行草斷為晚年所書其效尤為可覩余就養以來自處方劑雖不全用此方而取義必本於此今年逾六十矣鬚髮未見二毛燈下能書細字未始非不服陽藥之功也錄方如左並為各藥注釋焉

延壽丹方

何首烏七十二兩　豨薟草十六兩　菟絲子十六兩

杜仲八兩　牛膝八兩　女貞子八兩　霜桑葉八兩　忍冬藤四兩　生地四兩　桑葚膏一觔　黑芝麻膏一觔　金櫻子膏一觔　旱蓮草膏一觔　酌加煉熟白蜜擣丸

藥解附

何首烏白雄赤雌兩藤交互夜合晝疏故以開闔為功能治錯雜之病氣味苦辛冬至後采者良　用雌雄各半米泔水浸三日竹刀刮去皮切為片每一觔取淘淨黑大豆二升柳木甑上蒸之豆熟取出去豆曬乾換豆再蒸如是九次曬乾為末自第二次至九次將後八味

於未爲末前各拌蒸一次尤妙亘則始終用之
豨薟草味苦辛氣臊采於五月中者佳感少陽生發之氣凡熱淤生濕腰脚痠耎者此味有專功　溫水洗淨九蒸九曬用酒與蜜灑之灑宜勻曬乾擣爲末
菟絲子味辛平當春末夏初絲縈蔓引其實結於季夏得金水之氣腎陽不足者助陽味以化陰腎陰不足者助陰味以化陽　米泔水淘淨略曬揀去稗子酒浸一晝夜乘潮研碎微火焙乾再研極細
杜仲辛甘而苦味厚功專腎肝溫不助火以其陽中有陰故非偏於陽也　竹刀刮去粗皮每觔用蜜三兩塗

炙炙至蜜盡爲度或用青鹽水浸一宿所貴在絲不可
炒斷新瓦上焙乾爲末
牛膝味苦氣温懷慶府産者根極長大而柔潤能引諸
藥下行凡四肢乏力者不可闕以其善達木火於金水
中也　亦用青鹽拌之曬乾爲末
女貞子氣味甘温一名冬青實子色黑者真凡腎陰虚
而有熱者宜之孤陽不生得陰乃能有子理之常也
蒸爛攤開儘一日曬乾研末放地上得地氣
桑葉氣味苦甘寒經霜者佳能以利血之功獲治風之
效下通命門上合心包以升陰中之陽降陽中之陰

微火焙乾研末
忍冬藤味甘氣微寒藤蔓左纏亦名左纏藤淩冬不凋
晝開夜合花葉皆佳而藤尤勝能透經脈以息風又通
大腸結燥乙庚相生之義也　照豨薟法研末
生地黄氣味甘寒稟天一之真陰為和血之上品故能
療水不濟火諸病此方只宜生地熟則呆滯矣　温水
洗淨加水煮至中心透黑所貴在汁不可濾去
桑椹氣味甘寒為益陰妙品故使血氣自通血為水所
化益血遂以行水風與血同藏益血即以息風
胡麻氣平味甘一名巨勝亦曰脂麻治風先治血血行

風自息故風藥中不可少又能益氣力耐寒暑
金櫻味酸濇氣平濇可治滑故能治脾泄便溏寢汗入
夜洩數
旱蓮色黑入腎氣味甘酸平折其苗有汁如墨故名墨
汁旱蓮力能益陰故治便血而通溼洩
黑大豆亦色黑入腎腎之穀也即肆中所用以發大豆
黄卷者并花水洗不可久浸久則發芽不可用矣
是丹以赤白首烏七十二兩為君以豨薟各十六兩為臣
佐以杜牛女桑則半之忍冬地黄又半之亦合七十二兩
而以桑麻櫻蓮四膏各一觔為使水用井華火用桑柴並

忌鐵器合而成養陰退熱之功法實本於生氣通天論陰平陽秘精神乃治陽强不能密陰氣乃絶之大旨爲此方者眞善讀内經者也

是方又經吾蘇謝善人家刊入良方集腋中並載白門陳遜齋解組歸田後二十餘年只服此一方於壬子年七十五歲時自八月朔起至明年癸丑重九登雨花臺先友人而上非若向之需人扶掖尚且氣喘心甚異之自言不獨向之不能步履者今且行走如飛且向已鬚髮全白今髮全黑而鬚黑其半矣遜齋固知醫者所以允信任焉集腋於方後再有加味云陰虛加熟地則此方本爲陰虛設已

有生地無庸再加熟地況熟地本不治陰虛耶又云陽虛加附子更與方意不類若果以陽虛多濕多痰則此方全不可用豈一加陳半即一變為逐陰乎方中諸藥無非養下虛之元清上盛之熱元參等物悉本方之所包豈加味所能盡此必後人無識畫蛇添足删之可也

婦科經帶論

婦人百病與男子同所異者胎産經帶耳胎産之治見於閻氏心法武氏濟陰綱目法已備矣其經帶二者皆水也人惟不知經之為水故治之不得其道夫經豈血之謂乎乃天一之水耳天一之水出自坎宫至陰之精而有至陽之氣其色

赤陰中陽也古聖人所以立經水之名者經常也謂常道也以其為壬癸北方之水故又曰天癸世人沿習之久見其色赤類血而即以血視之倘果是血則何不即名為血而必曰水乎且血豈可使之常出而乃曰經乎婦人一有娠即以此水養胎則不月矣一有子即以此水化乳亦不月矣乳湩之色白胞衣中水亦白故皆不可名血年四十而天癸絶所絶者癸水也若是身中之血則經盡而血何以不虧乎女子二七天癸至七七而天癸竭丈夫二八天癸至七八而天癸竭男子亦有天癸尚不知天癸非女子血乎尚不知血之不可以為經乎經水先期者水中火旺也經水後期者火旺水虧

也先後無定期者水與火之不調也經欲行而先作痛者水火交戰之象也能治火乃能治水能治水乃能調經而婦人水病往往多見於帶下謂之帶者以帶脈而名也其經年累月白沃下流者為白帶其脾有濕熱土不制水而色黃者為黃帶有時而為青帶也肝之火鬱而真臟色見也有時而為黑帶也腎之火熾而火極似水反見勝己之色也此二者病不多見獨有帶下色赤似血非血淋瀝不斷此則尤為平時濕熱流行帶脈之間人每謂是經血不止斷為血虧罕有知其為赤帶者無他既不知經本是水又不知帶亦是水更不知此為帶之水非經之水故不知宜於利水宜於逐濕清熱

而收之歛之滋且膩之迨補濇之久並帶不行反以為不止之經得以收攝而自此遂成臌脹或變為乾血癆者不知凡幾金匱水分血分之界所以不可不嚴否則秦越人何以過邯鄲而為帶下醫耶必能治水乃能治帶必能治帶乃能調經莫謂偈國經何無關生命也

生化湯說

天曰大生亦曰大化生化湯所由名也生化湯之用莫神於傳徵君青主凡胎前產後徹始徹終總以佛手散芎歸二物為女科要藥生化湯亦佛手加味耳方中炮薑只用四分不過借以為行氣之用助芎歸桃仁以逐淤生新而甘草補之

寒固可清熱亦可去丹溪謂產後宜大補氣血雖有他證以末治之非置他證於不問只是調和氣血為本而他證第從其末耳不善會丹溪大補兩字又不免以大補害人而不知生化湯即是大補徵君加減各有至理後人見方中有炮薑炭遂援其例而乾薑生薑桂附丁萸一概羼入以為產後宜溫又將丹溪所言認作黃耆肉桂之十全大補而用之且將川芎桃仁疑前人之不通而去之於是而生化湯遂多變相直謂生化湯不可用不審所說之不可用者即此變相之生化湯非此但用四分炮薑之生化湯亦非以芎歸桃仁為佐之生化湯也靈胎言薑桂芍藥不可用亦是已變之生化湯

不可不辨至於胎前之保產無憂散臨產之開交骨散皆仗芎歸皆與生化同功潘偉如中丞所刻產寶一書當與亟齋居士達生篇並傳其於胎產之道得焉矣

不闢驚風說

小兒之驚風小兒之傷寒也甚則傷寒中之温病熱也急驚風是三陽證慢驚風是三陰證驚風之名方中行喻嘉言闢之於前陳飛霞幼幼集成闢之於後又有用莊在田福幼編之法以闢之於今者其書具在然而愈闢愈堅卒莫能去此驚風之名者權在病家而不操於醫家也余謂只要有方治得驚不必問其驚之真不真凡兒病延醫醫來必先告醫以

驚古醫誤癒之既誤癒之則大[illegible]以其名何[illegible]
有天吊驚看地驚馬踠驚蟹沫蝦蟆驚烏鴉驚鸞弓驚撒手
驚等名實即俛仰怵惕躁擾諸證只風動二字熟極風生四
字足以概之而勢有所不得已者則以不如此說病家即以
是醫為不識驚並驚之名而不能舉於此而欲不言驚不歷
歷有以名其驚也胡可得哉前人闢之不遺餘力然而正言
之不如曲從之力奪之不如婉導之余思驚之一字若起居
如驚狂言及驚並驚駭驚惕驚悸之類內經及傷寒論亦屢
言之何必定言其非即風之既動入陽明嘔入太陰瀉竄入
筋中則攣急流入脈絡則反張似與內經諸嘔吐酸暴注下

迫皆屬於熱諸熱瞀瘛諸躁狂越皆屬於火者略同亦何必定言其無而徒與不識病之婦女家爭此名哉凡病不外寒熱兩途治不越清溫兩法其所謂急驚風者病之熱病之實也宜用清法者也即瀉也其所謂慢驚風者病之寒病之虛也宜用溫法者也即補也其所謂急慢驚風者則不定其為寒熱為虛實也宜用溫清合法者也安知其不當補瀉兼行也再論方治則有項背強几几者仲景用葛根湯有卒口噤齘齒背反張脚攣急卧不着席者仲景用承氣湯或用葛根芩連湯白虎湯梔子柏皮湯此皆可以治急驚其有瀉利之久為陽不內固者仲景用真武湯有真是厥冷為陽不外衛

字廣韻六至痓惡也與玉篇同痓並訓惡無彊急之義況内經亦無痓字景岳乃謂痙即内經之痓其說更謬總之痙變為痓形之誤也痙變為驚聲之訛也莫謂形聲訓詁無關於病自小學之不講而醫道亦幾於息矣

卷九之十一

世補齋醫書三易稿

世補齋醫書　文九

壻歸安沈彥模子範

元和陸懋修九芝著

羅山方連軫坤吾

受業　溧水濮賢懋雲依　參校

子　潤庠鳳石

論王叔和傷寒序例

晉皇甫士安甲乙經自序云近代太醫令王叔和撰次仲景選論甚精唐甘伯宗名醫傳曰叔和性致沈靜博通經方精意診處宋成無己嚴器之並謂仲景傷寒論得顯用於世而

不隨於地者叔和之力也林億謂仲景去今八百餘年惟叔和能學之叔和一代名醫去古未遠其學當有所受前人之言叔和者如此則其序例一篇自晉迄宋絕無異議可知乃首發難者為方中行則削而去之矣竊方說為巳說者為喻嘉言又存而駁之矣兼襲方喻兩家而視叔和如為江湖賣藥之流者為程郊倩則甚至戟手謾罵矣序例之存亡大有關於傷寒論之興替諸家倒亂原文以為傷寒論壞自叔和直謂黃岐一派至叔和而斬絕何叔和之為千古罪人直如此其大乎徐靈胎曾為之說曰不有叔和焉有此書亦思諸家所集果是仲景原本否耶論極和平而尚不知三家之意所以

擠排叔和者實欲抹煞仲景且欲抹煞仲景撰用素問熱病之議夫人病之初每由於寒及其既病勢必成熱仲景傷寒論所以自有熱病而內經熱病論所以首言傷寒既不知仲景之傷寒即內經之熱病故轉以叔和之引來作證者為非又不知仲景之有日數部歷引內經熱病論中語故轉將本知此理之叔和竭力而詆毀之即以叔和之不知有寒襯出仲景之不知有熱謂自晉以後之談醫者皆偽統遂謂叔和之序例為偽例夫例則例矣何偽之有不過欲自以為道統耳私心一起變幻無窮人人甘心於叔和勢必無禮於仲景直若盲左所謂盜憎其主者噫異哉三家中喻之才最大其

二

筆最利其私心亦最重所恐讀書未徧之人以三家之言為先入之見遂若叔和真有應削應駮應受罵者不有人焉起而正之叔和不幾為三家所滅耶三家淪淪訛訛本無足責可笑者以黄坤載之自命為大醫既不識傷寒論本兼熱病又不悉熱病論本說傷寒於其自著溫病名義特將內經凡病傷寒而成溫者一句暗暗抽去以滅其迹莫謂後之覽者無一明眼人也夫叔和之於傷寒猶二徐之於說文大徐新附小徐繫傳亦多有被人指摘者然說文為李陽冰所亂賴二徐修治以傳而必曰二徐為洨長之罪人鄦學至二徐而斬絶試問治說文者其能首肯也夫

論叔和序例及平脉法辨脉法

千金翼卷第九第十既為傷寒論最前之本外臺秘要第一卷又引諸論傷寒者八家自陰陽大論起至此則時行之氣也止為仲景原文林億等注謂巢氏病源陳延之小品孫思邈千金方並同以下接王叔和曰逐日淺深以施方治迄於發表以桂枝温裏以四逆一段則叔和之言也此外又遞引華元化輩六家之論合之仲景叔和為首尾八家然則陰陽大論至王叔和曰以上辨明時行非時行者不即是仲景之論而何不即是叔和所采仲景舊論而何三家者目為叔和僞例以為儘可痛詆卻不料其出於仲景者尚有病源小品千

金皆可取證外臺又引仲景日數并方二十一首林億先於卷首桂枝湯下注曰出仲景日數部桂枝五味者是於承氣湯下注曰出仲景日數部大黃三味者是則此日數部所引素問熱病篇中語亦出自仲景而非叔和僞例更無可疑乃三家未見兩書或是佯為不見而削之而駁之而痛罵之尚非削仲景駁仲景罵仲景乎且不得謂其陽尊仲景矣余不為仲景會萃羣書而一正之誰復能知序例中言本多仲景之言哉而事更有奇焉者仲景傷寒論自序云并平脉辨證為傷寒雜病論合十六卷蓋謂平其脉辨其證以成此十六卷之論非於論外别有平脉辨證兩篇故千金外臺亦無此

兩篇也叔和則於序例之外更有平脉法辨脉法兩篇絕不類仲景語此則並諸可與不可篇皆叔和所重集為叔和所自言喻氏欲取叔和辨脉法中清邪濁邪數語為瘟疫發端而又礙於此言之出自叔和即其深惡痛絕之人乃作為仲景本有平辨二篇先從他處微微透露以便下筆時全無扞格一若仲景於傷寒論外真有平脉法又有辨脉法者豈知仲景自序明言辨證本不是辨脉乎彼於序例則以仲景之言派作叔和於此則又以叔和之言指為仲景逞心而道旁若無人豈有并千金外臺尚未之見而可謾罵古聖賢若此其甚者乎嗟乎千金外臺非僻書也欲論仲景者應請先購

此兩書讀之
論叔和諸可與不可篇
千金外臺或竟為三家所未見或見之而佯為不見皆未可
知至於叔和諸可與不可篇則嘉言見之郊倩亦見之矣乃
郊倩於叔和自道其重集者明明見之而亦誤認作（偏要說是）仲景語
謂仲景所以將汗吐下法分隸於春夏秋三時而獨不言冬
者明乎傷寒非止冬令之病而傷寒論非止為冬令傷寒設
夫其不止為冬令傷寒設者謂其併春之温夏之熱而皆在
論中也叔和特於此着春夏秋三時數語叔和之工於發明
仲景者何如余乃獨怪郊倩之於叔和固詆毀之不遺餘力根

不墜諸淵而又下石焉者而特於此抉出精義乃反為叔和表章亦若不遺餘力如此不轉韋其誤認作（偏說是）仲景之言而叔和之不可磨滅者乃因此而益顯乎叔和而有知也當亦啞然笑矣

論劉河間治温全用仲景傷寒方

世（謂）以仲景為但知有寒（傷）至守真始知有温（病）又謂仲景但知有秋冬至守真始知有春夏故疑仲景但用辛温河間（守真）始用苦寒治（傷）寒則用仲景之桂麻治温（病）則用守真之膏黃一若仲景方但有桂麻而膏黃則始於守真者其言悖甚然亦有所本也王安道溯洄集傷寒者表有寒邪非辛温不足以散之此

五

仲景桂枝麻黄湯之所以必用也温病熱病無寒在表非辛涼苦寒或酸苦之物不足以解之此仲景桂枝麻黄湯所以不可用而後人所製防風通聖散之類所以可用也異哉安道其謂治寒用辛甘温治温用辛涼苦寒酸苦者下藥絶不少混其説自可為經然於辛甘温則曰仲景而苦則不曰仲景必曰後人是豈仲景之葛根非辛涼乎仲景之芩也連也膏黄芍藥也非寒涼酸苦乎此真余所謂但見論中有桂麻姜附不見論中有膏黄芩連者不意其即始於安道也夫其所指為後人而有防風通聖方者非守真乎後人中惟守真為能用仲景法所以守真之升麻葛根湯即仲景

之葛根也三已效方即仲景之石膏也三一承氣即仲景之大黃也天水涼膈即仲景之瀉心猪苓也若人參石膏一方更與仲景人參白虎異名同法惟其欲明温熱所以暢論傷寒不然者河間六書世皆知其舍寒而論温矣而何以論温之書莫不稱傷寒直格傷寒醫鑒傷寒標本書中論温亦莫不曰傷寒煩躁傷寒發狂傷寒表裏俱熱而凡所以治温之方皆從傷寒論脫化來耶後人但說仲景有桂麻法其能知仲景有膏黃法者獨一守真耳異哉安道胡絕不見守真所用無一非傷寒方耶種種迷罔總由誤會傷寒二字而起而前人之本知温熱是傷寒者又不能逆料後人之不解而預

六

防之所以於前人之論傷寒不知其亦兼論温於前人之論温又不知其本稱傷寒無怪其看得傷寒論中絶無一治温之方矣至守真醫鑒一册借刻於馬元素者則因朱奉議活人書將寒熱二字釋作三陽是熱三陰是寒謂病一到三陰皆為寒證故特申仲景用寒之法以闢朱肱用温之非蓋守真固知仲景之能用温亦能用寒也而豈與仲景有異同哉謂余不信盍取河間書一讀之

臨證指南暑病門楊姓案云仲景傷寒先分六經河間温熱須究三焦夫河間治法亦惟六經是言而三焦兩字始終不見於六書初不解指南之何以有是語久之而悟指

南氏於西昌之論瘟認作河間之論溫盡看得河間是個古
人西昌雖近而於葉亦為古人又約略記得河間之書人
皆說是異於仲景者故不妨託之河間以為河間書未必
有人讀過也自此先分須究四字亦全不成句法乃因託
名大醫人盡耳食遂開吳鞠通上焦之弊盡去古人對病
之方只許今人盡患對藥之方不知傷寒論六經提綱本
不獨為傷寒設廢傷寒論則六經失傳廢六經則百病失
傳莫謂指南所言無關於醫道之大局也

論喻嘉言溫證三篇

喻氏醫門法律頗為後學可讀之書即疫論亦稱高絕蓋以

此一篇固是論瘟不是論温也至其尚論後篇之論温欲以所定之三例敵仲景之六經此則純乎私心不可為訓嘉言以仲景為詳於治寒略於治温而又誤解内經冬不藏精春必病温藏於精者春不病温兩言以謂寒病傷人者少温病傷人者多適因治愈金鑑一病載之庽意草中此一病也即其據以作温證中篇為一大例者而不自知其錯中錯也原其致錯之由乃以不識内經精字統指人身津液而言輒認作男女交媾陽施隂受之精如康成之解亦既覯止遂謂腎精不藏由於勞腎生風即内經勞風之證定屬少陰然後以仲景書中太陽病發熱而渴不惡寒者為温病若發汗已身

灼熱者名曰風温風温為病脉陰陽俱浮自汗出身重多眠睡鼻息必鼾語言難出五十一字先截去太陽至温病十四字而下句若發汗之若字則聯屬上文者也乃并此若字去之但引發汗下至語言難出三十六字以便滅去三陽痕迹將自汗各證一齊牽入少陰絕不自顧其所引少陰病無非脉沈脉緊脉微欲絕厥逆無脉又脉陰陽俱緊句句與三陽證之陰陽俱浮者相反且不顧陰病無發熱陰不得有汗兩層又不顧仲景尚有三陽合病兩條與此條諸證互相發明乃獨於金鑑案中祕不言脉以為擠著之計無如藏頭則露尾顧此則失彼金鑑之病而果愈於麻辛則其脉必沈必見

段

微細必不陰陽俱浮自是少陰之傷寒本無涉於陽明之温熱而徒割裂補綴煞費心機演成温證三篇欲人於春夏秋之温病盡用麻辛附之温藥先從别處説仲景治温凡用表藥皆用桂枝夫曰凡用曰皆用則仲景之於温病必用桂枝而且用不一用矣不過欲便私圖直可指鹿為馬居心之險詐未有甚於此人者謂為誤解内經尚是曲恕之辭且試觀千金方温風之證脉陰陽俱浮汗出體重其息必喘其形狀不仁嘿嘿但欲寐一段千金之所謂温風非即仲景此條之風温乎千金用石膏三兩設使嘉言見之亦必曰一一皆顯少陰經證而不用石膏且用姜附矣再觀千金所載府藏温

病共有六方皆用石膏則雖腎藏有温亦以石膏爲治蓋以温病之少陰固從火化爲熱非從水化爲寒也陳延之小品亦以萎蕤湯之石膏治冬温是皆可取以證嘉言温病用温藥之謬而温病之必用石膏者亦可信矣

論嘉言温病屬少陰之誤

六經之治有標本中氣之分以其病之或生於本或生於標或生於中氣也然惟陽明厥陰有生於中氣之病故有必從中氣之治若少陽太陰則從本治而不從乎中少陰太陽則或從本治或從標治而亦不從乎中少陰固爲太陽之中氣而病在太陽既非中氣爲病安得謂太陽之病當治少陰乎至

標陰太陽本寒標陽標本異氣故或從本或從標而皆不
由毋得謂太陽病當治少陰亦淺而言太陽經在皮毛
感冒風寒皮毛閉塞榮衛之氣鬱不得宣自當內傳胸膈氣
聚於胃故太陽病不傳則已傳則必在陽明又況溫病不必盡始於太陽且有一起
即在陽明者而惟喻氏獨不肯一言陽明喻謂渴不惡寒
之溫病其脉陰陽俱浮其身重而多眠睡其鼻息鼾而語言
難出一一皆顯少陰經證吾試以傷寒論陽明經證亦一一
顯言之如陽明病不惡寒其體必重一也陽明病不惡寒偏惡
熱其身體重二也陽明病鼻乾不得汗其人嗜卧三也陽明
病汗出多而渴四也陽明病渴飲水漿五也陽明病其人復

不惡寒而渴者六也陽明中風脈浮大嗜卧七也陽明病脈浮而緊咽燥口苦腹滿而喘發熱汗出不惡寒反惡熱身重八也再有三陽合病腹滿身重難以轉側口不仁而面垢九也三陽合病脈浮大上關上目合則汗十也三陽合病脈洪大但欲眠睡十一也三陽合病渴欲飲水口乾舌燥者十二也凡傷寒論所載陽明病一一可與此條互證者如此而所謂鼻乾者非即鼻息之必鼾乎所謂口不仁者非即語言之難出乎嘉言既借此一條以為據則此一條即不得不與之辨其所言一一皆顯少陰經證者處處聱牙余所言一一皆顯陽明經證者句句脗合借嘉言當日無援成注陽明也三

字與之辨論者如其口燥咽乾果爲腎水枯竭之象
陰溜府宜急從下法之欬之四豈宜用姜附之少陰哉稍緩
須臾甕乾杯罄即嘉言所自言梔子豉湯身重四端皆陽明
見證亦嘉言所自言抑獨何耶矛盾若此

論嘉言誤解内經精字

金匱真言論曰夫精者身之本也故藏於精者春不病温所謂精者指一身津液由於水穀所化水穀之精氣和調於五藏灑陳於六府爲後天生身之本其下遂以精與汗互言之吾試以經解經此即經言食氣入胃散精於肝淫精於脉輸精於皮毛之數精字也亦即經言飲入於胃游溢精氣上輸

於脾脾氣散精上歸於肺水精四布五經並行之數精字也
又岐伯論温病曰人所以汗出者汗生於穀穀生於精邪氣
之得汗者邪却而精勝也又曰汗者精氣也則精卽是汗何
有異說如嘉言者亦可謂善讀内經者矣何至内經一精字尚不
了了味其所言舉此三例以論温然後與仲景三陽三陰先
後同符是其意實欲以三例者與仲景之六經為域中兩大
既作掀論安排内經而復以傷寒論渴不惡寒之温病謂仲景
言冬傷於寒之温以發汗已身灼熱者之風温謂仲景言冬不藏精
之温仲景何嘗有此意乃以一節闢成兩橛請來作如意珠
遂將發自陽明一用涼解清泄無不立愈之病肆用反面之

薑附桂枝適以助後人夾陰傷寒之說而寒涼泄降之藥概從攢蠹豈知足少陰有從標之熱手少陰且有君火之本撲朔迷離雌雄莫辨吾不能不歸咎於始作俑者

論程郊倩生地麥冬為骨蒸勞熱等病源頭

嘉言治温用姜附之温熱人尚有能知其非者郊倩治温用麥地之清滋則言巧似是人更無能發其覆矣郊倩所有條辨卷首數十葉純學金聖嘆既為醫中魔道而其足以害人者尤在第四卷論温數葉中夫用温藥以治温者其弊顯用滋藥以治温者其弊隱自古隱害之中人更甚於顯然之為害郊倩切切教人以麥地治温且以活人甚多為證而下文便接

此即骨蒸勞熱等病之源頭然則問其於麥地之後作何治驗則皆為骨蒸矣皆為勞熱矣妙在病而既為骨蒸為勞熱則當其骨蒸勞熱時卻未死也未死而不可謂之活乎及其久而仍死則曰是乃死於骨蒸也死於勞熱也若前此之溫病則我早以麥地活之於是直可以一言斷之曰余以此活人多矣此為郊倩所自言為郊倩自己所告人者非我逆料其用麥地後必變骨蒸勞熱等病也以後如溫證論治之望其轉癯竟得不死則尤為活之明證而遠勝於骨蒸勞熱之必死者矣嘉言之以溫治溫死於旬日郊倩之以滋治溫死於年餘皆可預言其必然以誇眼力余在里門時多有以十成

勞病就(而)問藥者每述其前一年曾作温病幸而獲愈而問其今病之始則固在前病之末若告以今病之種種不堪即由前病之種種(害)(已)既誤則必堅稱其前年之温確為麥地所愈特不解何故久不復原而又為此諸病耳至有以瘧久不止已成瘧母來求治者其言亦然甚矣病者之愚醫者之幸也黃坤載亦用麥地而或加膏黃於內以其本是膏黃之病當即有愈於膏黃者若吳鞠通之增液清宮則液且立見其涸宮亦萬不得清無怪其吸鑠真陰肌膚甲錯亦同於郊倩之骨蒸勞熱可預定於清宮增液時而所言之皆驗也

論李士材醫宗必讀以諸血證盡入虛勞門

著

陰與陽為對待血與氣為對待誰不云然不知血也者陰氣之所化也人身之陰陽皆以氣言陰根於陽者謂陰氣根於陽氣也血生於氣者謂陰血生於陰氣也補氣之陽惟附子足以當之若人參黃蓍則皆補氣之陰試觀人參養營湯用人參而以養營為名當歸補血湯欲補血而以黃蓍為主其義不從可知乎故張路玉曰四物為陰血受病之方非調補真陰之治柯韻伯曰四物乃肝經調血之劑非心經生血之方明乎此而所以治血之虛者安得不注意於陰氣乎更有一等大吐大崩去血過多則血脫者必益氣并不僅在陰氣而在陽氣矣此則非參附大劑壯陽固陰以收效於頃刻萬無

十三

他法可施本不徒恃參茋也若有暴來暴下之偶見血者且有畜血之為血證而不見血者則非血之虛而為血之病病則似與四物無不宜矣然四物並用則動者嫌動滯者嫌滯此又當知行氣開鬱除濕潤燥瀉火撤熱之皆所以治血而去瘀以生其新瘀去而新乃生者尤為補血之大也乃醫宗必讀先論虛癆一大篇首列傳屍癆一證而即繼以吐血咯血咳嗽血三種世之樂得其捷徑者一見有血便歸入虛癆門中將行氣開鬱除濕潤燥瀉火撤熱逐瘀生新等法謂皆不宜於虛癆而盡付諸一勺此所以血證之淺深次第竟無下手處也凡人以吐咯見紅及咳嗽之或已見紅或未見紅

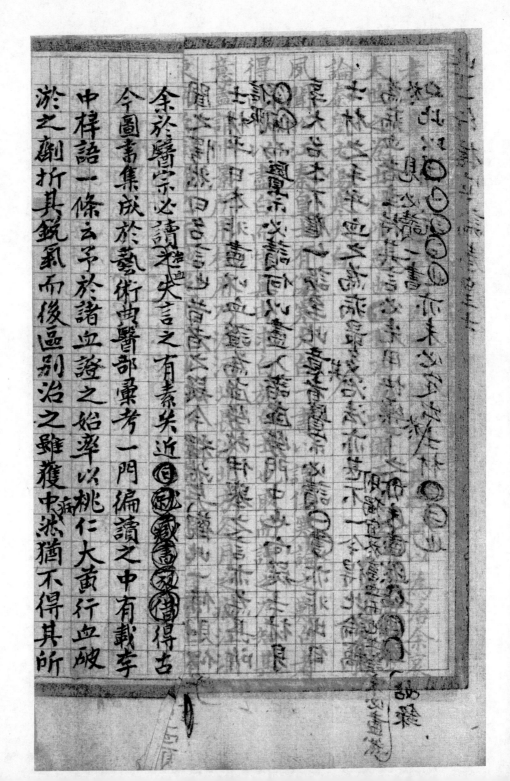

以此以[illegible]亦未必定以爲林[illegible]

然爲諸君見必讀其一書[illegible]

士林之事手血之爲病最多治法亦甚不[illegible]

事大旨本不過一證以意會醫宗必讀[illegible]

從士[illegible]醫宗必讀何以盡入讀血證[illegible]

[illegible]中日本非盡[illegible]血證[illegible]

開[illegible]曰吾言也昔[illegible]

余於醫宗必讀治血失言之有素矣近日因藏書叢借得古今圖書集成於藝術典醫部彙考一門編讀之中有載李中梓語一條云予於諸血證之始率以桃仁大黃行血破瘀之劑折其銳氣而後區別治之雖獲中病然猶不得其所

皇士

以然也[illegible]

鄉有善醫者每治失血畜妄必先以快藥下之或問失血

復下虛何以當則曰血既妄行迷失故道若不去蓄利瘀則

以妄為常曷以禦之且去者自去生者自生何虛之有予

聞之愕然曰名言也昔者之疑今釋然矣觀此一條則似乎

士材平日本非盡以血證為虛勞故伊舉之言亦為其所

信服深佩而醫宗必讀何以盡入諸虛勞門中也向疑士材身

享大名本不應有誤至此意者醫宗必讀一書亦非出自

士材之手乎血之為病最多其治法亦甚不一今得此論竊

則獨宜於畜血而他血證未必盡然

為病血者幸持其言必先用快藥下之而未盡然也血證固有一二

姑錄

於此以備見必讀一書亦未必定出於士材之手也

此下一行接寫論参白皇士

第十四頁

者欲其不入怯途若不先明士材之失其將何以為治余哀夫世之為士材所愚也故有不忍嘿爾而息者 此後另行低一格寫舍於一段

論秦皇士傷寒大白

夙聞松江秦皇士有傷寒大白一書以謂傷寒論之難白者得此可以盡白而惜無由求白於皇士也取而讀之乃知其意蓋謂仲景所用桂麻乃治河北長沙北方冬月之病江浙東南為南離巳午地患此絕少故以春夏秋冬分隸南北謂清裏同而發表異教人以桂麻二方衹可施諸北方冬月不治春夏秋三時南方之病篇中不厭重複一則曰冬月北方再則曰北方冬月一則曰三時南方再則曰南方三時夫桂

十四五

麻二方誠有不宜於三時者即北方亦何嘗不然若南方而感風寒未成温熱即三時亦未必定無桂麻證而其一再言之直若北方獨有冬月南方只有三時何其悖也況既鑿分南北則其於南北方位當必有鑿然不爽者乃問其所謂北方者何則長沙也長沙即今湖南長沙府以方輿計之正與江浙毘連處東西相望且略迆南乃以湖南改作河北則似長沙不在洞庭之南而在大河之北矣問其所指為南方者何則江浙也江浙之地但可曰東不可曰南乃以震巽之間直移諸南離巳午則似江浙不在大江之左而在嶺表之南矣不特此也仲景南陽人長沙乃其所歷之官當其守長沙

也宗族五六十人未必皆死於長沙則論仲景者自當就南陽言之南陽即今河南南陽府南陽縣於漢時為涅陽以方輿計之亦與江南寶應一帶東西相望況其所據以為北方者且不在南陽而為長沙乎凡論地理當就天下之中以定南北而分東西長沙江浙就天下之大論之實亦相去不遠非真南北迢迢東西亘亘有萬里之隔也而人之於病病之於藥亦何至有於此者必不有於彼宜於彼者必不宜於此哉乃將千古以來一定不易之地輿信手改南作北指東為西而江浙之地遂自此無桂麻證大凡人謂仲景方不可用每為病家所樂從於是南人無傷寒之說遂盛行於江浙間

刼

上然凡讀内經通仲景書者代不乏人安見黄氏而外必無能言此理者哉而其自負爲古今無雙者則在陽貴陰賤一語夫陰根於陽陽根於陰陰無陽不長陽無陰不生天地之道不能有陽而無陰猶之五行之端不能有火而無水四時之序不能有夏而無冬即以病論其於羣陰凝聚微陽幾爲所滅者自當扶陽而抑陰若夫病在陽明熱甚刼津陽邪不去陰即大傷之會則少火已成壯火是元陽之爲害也而仍執此貴陽賤陰之説鮮不殆者黄氏於陽明陽盛之病終其身無理會職是故也而無雙之譽則又在自製數方數方之藥則僅有浮萍一味浮萍之外則仍仲景之葛根石膏大黄

也其所以能去病者本賴膏黃之大力若浮萍之用同於葛根既有葛即不必復有萍豈得以多於仲景者不過一浮萍而直可前無古人乎況夏月之浮萍發有甚於冬月之麻黃者葛根無弊浮萍且未必無弊乎乃以有此浮萍一物自造方名曰元霜曰素雪曰紅雨曰白英曰黃酥曰紫玉曰蒼霖與病全無干涉適以呈其陋劣然此尚不過馬牛其風自貽笑柄已耳至於天魂也地魄也仙也靈也以此方名施諸有病之家其言實不祥幾何不掩耳而走乎然此尚不過厭口詛祝令人惡聞已耳若其傷寒說意一編分證列方自定分量則教今人治今病者也古今權量全無攷訂而於桂枝湯

用桂枝生薑各一兩甘草七錢麻黄湯用麻黄一兩桂甘各七錢大青龍湯麻黄用二兩桂甘亦各七錢生薑亦用一兩白虎湯石膏用五兩承氣湯大黄用一兩四錢彼意以為輕於漢代者已三分之二亦知其重於漢時(代)者且十倍而强乎其麻黄二兩桂枝一兩病者萬不能受旁人即未能知而其一兩之生薑辣且何如七錢之甘草甜且何如則胡弗依其方法煎取三杯温服一杯而試嘗之乎其方如是而其於病也乃至疫之温而(者)云無内熱疫之寒而(者)乃(反)用膏黄六元之本氣不病而先有方且以少陰之君火而用少陰之椒附以陽明之燥金而用肺金之麥味又謂小兒出痘無關胎毒當

發其汗汗透瘟即不出必無表解而再出瘟之理甚至於承
氣之方可(加)以表藥滋潤之品可以(云)泄邪而曰泄陽明之燥滋
太陰之濕於燥而可曰泄於濕而反曰滋只此泄燥滋濕四
字即在不知醫者恐亦未能首肯也顧其自製藥方自着論
斷不曰四聖心源即曰四聖懸樞則孔子繼伏羲文周而繫
易胡不聞以三聖名十翼之辭孟子承大禹周孔以拒楊墨
胡不聞以三聖名七篇之作乃一己之私(書)動稱四聖遂並盧
醫而亦奉以聖之名此則太史公傳方術時所不料也其素
靈微蘊二十六篇在十篇以前摘錄素靈原文略焉而弗詳
然其稱名也猶正及讀至十一二篇忽有趙彥威錢叔王其

人者初訝其為黃帝時人也不意其為黃氏時人也自紀其所治驗而皆謂之素靈之蘊則凡士人談道砥礪半生晚有所得勒成一書以自道其愜心快意之處胡亦不聞以一己之著述為論孟之微蘊者內經之論狂也曰自高明自賢智人即病狂亦何至僭妄若此不較張景岳之傷寒典雜證謨而更有甚焉者乎夫狂亦聖人所許果其志意高遠力能進取此腹容得卿輩數百人亦足以豪乃其自序者八則又無一篇不是健羨榮華嗟貧嘆老若終身之蒙難呼先哲以羣兒遂目仲陽為悖謬東垣為昏蒙守真丹溪為罪孽深重宜乎四庫不收其書以其善罵視作傖父而僅入之存目中也

貌

至其懸樞自序曰相而不良其罪小醫而不良其罪大相顧可不良乎醫顧大於相乎又答尹公問以門之好奇之客為憾夫好奇衰者豈是正道非獨不可以談醫即論事亦為失言昔裴晉公與李習之論文曰世有見人之違道者恥與之同形貌共衣服遂思倒置眉目反易冠帶以示異也而不自覺其倒之反之之非也陳同甫與朱文公書曰困吾眼之偶開自以為得不傳之秘盡絕一世之人於門外而謂二千年之君子皆盲眼不可點洗二千年之天地日月若有若無亦太過矣此兩說也不知為何人發一若為黃氏發者抑又怪近之信其人而用其言輒以三錢五錢之桂枝死其親屬於

七八月間之痢疾四五月間之溫病既蒙其毒猶詡詡然自謂能讀黃氏書獨得其貴陽賤陰之祕爲愕然者久之

論黃氏改經

啟元子注素問其爲篇次本非全元起之舊黃氏素問懸解復有移易此或如宋人之談錯簡尚可言也乃不獨移易且有删削已令熟讀內經者見而駭然況更改經之字以遂其私既失本義且足變亂治法則其誤人爲何如耶世以老年人多陽衰老年人用藥宜溫熱由來已久自奉黃氏以爲圭臬而此風若尤甚焉今始知其貴陽賤陰之説乃改經以成之也記有之五十始衰注家但言衰弱不言陰衰陽衰即素

問上古天真論年半百而動作皆衰亦不言衰者是陰是陽至陰陽應象論始言年四十而陰氣自半也起居衰矣正與靈樞人生四十腠理始疎榮華頹落之語互相發明年五十體重耳目不聰明矣年六十陰痿氣大衰九竅不利下虛上實涕泣俱出矣則皆明說陰衰不說陽衰以陰陽有二氣氣本非獨說陽也乃黃氏於氣大衰之氣字改作陽字意蓋必欲貴陽而賤陰故先於此處點竄經字以實之不知前人渾言氣字每兼陰陽二氣而言若獨言陽則言陽獨言陰則言陰若兼言陰陽則又必根上文語意而來此處上下文都說陰氣則此句氣字亦說陰氣無疑黃氏又若未嘗不知故必

改作陽字而後注之遂謂年五十陽氣漸虛陰氣漸盛年六十陰氣痿弱陽氣大衰無非為貴陽賤陰預留地步示人以說本經典夫以我注經而改經就我彼自以為巧矣不執原文以正之人不將據其所改之經反謂黃說之有所本哉黃氏周易懸象且多刪改經文直以孔子之十翼為稿本而筆削之尚何有於內經然而醫司命者也陰陽之交出入尤大此之改氣為陽更不能無損於天下之老者故不容不以未改之經為天下告亦不能不以亂名改作為賢者諱也

黃氏既改氣字為陽而於本文陰痿二字又非所解人身九竅上竅七下竅二耳目鼻口為上竅陰為下竅腎開竅於二

陰二陰者前陰後陰也年六十陰痿此陰字即前陰之陰謂人年老而陽道不舉如史記五宗世家膠西王端為人陰痿注謂不能御婦人者是也黄氏不解乃謂此陰字為陰氣痿弱則彼方言陽氣漸虚陰氣漸盛何以漸盛者忽而痿弱痿弱者既在陰氣何以大衰者忽在陽氣內經於痿有專篇皆言熱證如所云肺痿為肺熱葉焦骨痿生於大熱治痿獨取陽明又云肝熱脾熱腎熱皆能致痿此處陰痿明即腎氣之熱腎熱之甚則陰氣大衰正與經文陰氣自半起居衰矣之說彼此相符黄氏欲說陽衰不得不將此義抹煞而語意遂不貫串矣

論黄氏竊書

竊人之書以為己有自昔已然若郭象之於向秀主父偃之於仲舒上官大夫之於屈原以及齊邱化書孟德新書皆其著者也元明以降此風尤甚其歴見於陸定圃書中者亦彰彰耳目間矣至醫家之言競相掩襲則其事愈隱人罕言之如張景岳之新方八陣全録方壺道人壺天八法而截去卷尾數方者也其類經亦羅謙甫承其師命所稱三脱稿而三毀之三年而後成者元劉因静修集有謙甫内經類編序即此書也喻嘉言努力著書其暗襲方氏處為林北海抉而出之楊栗山寒温條辨之二三兩卷為三原陳素中未刻稿吴

訒

儀洛之成方切用即汪訒菴醫方集解其本草從新亦即訒菴本草備要改頭換面只是一書尤不足道然或誦習之久不覺用為己語尚是文人常事若黃氏則自負無雙者也既自以為無雙則他人之物皆當為其唾餘而無足拾者其四聖懸樞中六經論及元霜七方取用青萍則全是諸城劉松峯說疫之書何哉松峯於說疫一書自言瘟疫之需汗亟矣思能發瘟疫之汗當無過於浮萍其性涼散入肺經達皮膚發汗甚於麻黃取以治瘟疫輒效後又質諸北海老友黃玉楸頗與余意合始敢筆之於書然則六經之論松峯之論也七方之製松峯之方也浮萍一味松峯之藥也松峯說疫

卷十一

七

刻於乾隆五十年當黄氏作懸樞時尚爲松峯未成之書其或松峯有心得而漏之玉楸其或撰自玉楸而松峯襲之皆未可知然松峯道及玉楸而玉楸無一字及松峯蓋欲説漢以後無一人自不容同時有二人襲其美者必掩其名他人猶可黄氏大醫而亦同於郭象翼莊之竊也是不能爲賢者諱也

論黄氏貴陽賤陰

陽貴陰賤之説自古爲昭黄氏著書本此立論揆諸大易消長之機君人者齊治平之道其誰曰不然然而以之論病則有宜有不宜也病有以陽虚而致陰盛者貴扶陽以抑陰病

有以陰盛而致陽虛者貴壯陽以配陰是皆宜於貴陽賤陰
之法然陽虛則陽可貴陰虛則陰即未可賤也陰盛則陰可
賤陽盛則陽即不爲貴也貴陽則陽不虛是爲宜貴陽則陰
不盛亦爲宜若貴陽而陰益虛且貴陽而陽愈盛則大不宜
陰盛之病旣不可以治陰虛者統治之則陽盛之病亦豈可
以治陽虛者混言之哉素問惟靈蘭秘典主明則下安主不
明則十二官危數語有貴陽賤陰之意此外則云百病之生
久則傳化而陽氣當隔隔者當瀉故陽畜積病當死又云陰
陽之要陽密乃固陽強不能密陰氣乃絕此其不甚貴陽之
意言下顯然而更有意在言外令人默喻得之者如所云天

氣清靜光明者也天明則日月不明此謂天明見則小明掩故且欲其陽之藏也不貴也又云蒼天之氣清靜則志意治順之則陽氣固此謂陽不靜順即不固密故并懼其陽之逆也不貴也又云陽氣者煩勞則張精絕此更謂陽若侈張陰即因以竭絕也不貴也又云陽氣者精則養神柔則養筋此又欲其陽之柔而不欲其陽之剛且強也不貴也余讀內經覺陽之足以病人者皆不為經所貴所以編撿素問八十一篇欲求一貴陽之說不可得而於此數處且若預恐來世有以陽為口實者而人多忽之他人不足責黃氏非善解內經者乎天下之病有陰虛有陽虛而惟傷寒論則只論陰盛

陽盛否則論陰亡陽亡獨不論陰虛陽虛病入少厥陰盛而陽欲亡所以貴陽病入陽明陽盛而陰欲亡所以不貴陽而貴陰仲景於少厥陰盛用薑附以回陽貴陽也於陽明陽盛用膏黃以救陰不貴陽而貴陰也於少厥之熱厥熱利仍為陽盛即仍用膏黃以固陰收陽者貴陽而此時之陽不貴也非是則少厥之陽貴陽明之陽不貴少厥之陰賤陽明之陰不賤不明乎此自不能說仲景之意他人不足責黃氏非善解傷寒者乎抑黃氏既作貴陽賤陰之說而其言又有自相矛盾者何也凡仲景於陽明用芩連膏黃時皆為陽盛不為陽虛黃氏又自忘其曾言陽盛入府而變為陽敗陽敗者陽

虛也以仲景之見為陽盛者至黄氏而見為陽虛或竟是仲景不及黄氏處然既認定陽虛則竟當用補陽之藥以補陽仲景固不與爭也乃於仲景膏黄方中忽加二冬元參生地蓯蓉之陰藥以補陰則又不是陽虛而為陰虛矣陽所由盛黄氏既終身不解而於陽盛之病則認作陽虛之病又於認作陽虛之病教人盡用陰虛之藥是豈病之陽盛陽虛必力與古人辨而藥之所以治陽虛陰虛者不必為今人分乎嗟乎陽明之病非他生死出入之會也若以證之於經則亦陽强陽蓄積之會也人病求醫人其奈此陽虛陰虛可以通治之醫何此無他總以陽貴陰賤四字獨不得施諸陽明一經所以

處處觸喉棘舌萬說不去而强言之異哉黃氏一代之大醫也余以病人之故不能爲賢者諱也

論黃氏不識陽明病

傷寒之病陽明爲多傷寒之治陽明爲要治之得失生死繫焉故惟能治陽明者使其病即愈於陽明而不更傳變活人亦爲最易蓋以此時之陽明只是邪陷之陽明尚非土敗之陽明也黃氏乃以陷裏之實邪認作陽虛之土敗則其於內經所謂氣盛熱壯之陽明仲景所謂土爲萬物所歸無所復傳之陽明直是不曾識得遂於天下最多之病罔知所措於何見之見之於所爲陽明病解而其於葛根芩連一證則尤

大失仲景之意者也傷寒論太陽病桂枝證醫反下之利遂
不止脉促者表未解也喘而汗出者葛根黄芩黄連湯主之
黄氏於傷寒懸解解之曰桂枝證醫反下之敗其中氣表陽
乘裏虚内陷雖内有四逆證外有桂枝證而熱在胸膈二方
俱不能受宜葛根達陽明之鬱芩連清君相之火然後中下
之寒徐可議温又於傷寒說意爲之説曰桂枝證醫反下之
敗其中氣以致下後裏空裏宜四逆表宜桂枝而膈熱壅阻
二方難用宜葛根芩連達胃鬱而清上熱然後議温未晚豈
知仲景之意不爾也此條之下利不如是講也仲景此條蓋
謂本太陽病一經誤下遂将太陽表證陷入陽明即爲陽明

裏證所陷者實熱也即陽邪也是當專以芩連直清陽明之裏然其脈促其證喘而汗出則不全是陽明之裏而尚有陽明之表故一面清之以芩連即一面達之以葛根首條之必冠以太陽者明乎此時之病已從太陽入陽明不得仍從太陽治所以不復為桂枝證而為葛根證所以不復用有桂麻之葛根湯而用有芩連之葛根湯本經葛根能起陰氣此既為脈促喘汗之利則陽盛而陰欲傷矣陽再盛陰必亡且將繼以白虎承氣適與脈遲踡臥之利當以四逆回陽者相反脈促宜清則脈促之利即宜清喘汗宜清則喘汗之利亦宜清內外本屬一貫虛實絕無兩歧黃氏意中乃只有當用四

十一

逆温之之利曾未識陽邪成實陷入陽明尚有宜用葛根芩連兼表兼清之利所以一則曰議温再則曰議温其意直欲便用薑附而又無奈仲景之芩連疊用雖字而字多所轉折接用宜字一落千丈不得不姑就原方順文强解夫利之為病虛寒則竟宜温實熱則竟宜清豈有本當用温暫且用清暫且用清終當用温之理仲景於少厥陽盛之利尚用白頭翁湯之連柏其在三陰且然而况兩陽其在藏病且然而况府病乃懸解於陽明七章之首自言太陽病將入陽明府用葛根矣而又以此分作太陽病入太陰藏於說意第七條亦同然則仲景此條畢竟是陽明乎是太陰乎是府證乎是藏

證乎乃忽曰脾陰虛忽曰胃氣逆又曰葛根芩連達胃鬱是仍非太陰脾仍是陽明胃矣脾藏也胃府也一陰一陽一虛一實之分也虛實温清相反如是是於陽明之實太陰之虛胸中全未了徹故其忽而欲清忽而欲温手下全無把握況此時之利既不是裏虛裏空之利此方之清火亦不是清君相之火此人之中下亦何嘗是有寒之中下且何以必要用四逆桂枝湯而又覺二方之難用又何以必謂其有四逆桂枝證而又疑二方之不能受既不能受自不當用若果當用有何難用若既難用何必議用其稱傷寒方難用者羣兒之聲口自負無雙者不應如是也乃於陽明一經全不解仲景

意動曰土敗曰氣敗曰陽敗曰中氣敗曰胃陽亦敗一若下利一證舍土敗無他說舍温無他法者夫既土敗陽敗矣中氣敗胃陽亦敗矣而仲景乃用芩連於中陽已敗之餘再用膏黄於胃陽亦敗之後黄氏既經見到而於葛根芩連之方何以仍可遷就手揆其所以然總因貴陽賤陰之見横亘於中而於陽明病陽盛入府之際仍認作可貴之陽於仲景用芩連膏黄盡力救陰之會仍認作可賤之陰則其所以說仲景之意者果安在哉然而陽明一經為傷寒中最多之病即為傷寒中最要之治苟陽明之不能治又何有於他經靈胎謂傷寒論是學者下手功夫余謂陽明證尤傷寒下手功夫

也黄氏之不識陽明而〔更〕不能為賢者諱也
黄氏於葛根芩連方既一誤至此而其解白虎承氣亦大
失仲景意仲景之石膏所以退陽佐甘草即可保陰蓋不
退陽則陰即不保也乃必於白虎湯另用元參麥冬生地
謂為養陰則於仲景用石膏之意全不解矣仲景之大黄
所以存陰佐朴枳所以急下蓋不急下則陰即不存也乃
必於承氣湯另用天冬地黄蓯蓉謂為滋陰則於仲景用
大黄之意既非所解而於朴枳之用且相反矣相反之故
病家豈所能知然即此朴枳蓯蓉滋之與燥燥之與潤併
作一方滋而是則燥非燥而是則潤非即在不談醫者亦

何妨於此一窮詰耶仲景用朴枳之燥正在舌黑齒焦脣裂時以此時誠如黃氏所見熱在胸膈膈熱壅阻不蕩滌則陽不退陽不退則陰將亡陰之亡也為陽盛非為陰虛所以斷不用滋潤藥也乃黃氏必曰承氣之法能亡陽盛之微陰又曰變承氣之蕩滌世之以滋潤之品又曰縱有承氣證必不可用承氣湯又曰即使確有下證必加天地蓯蓉然後雖用攻下不至亡陰夫仲景之下法為確有下證設也若縱有下證而定不用下法則下法將始終無用處亦始終不可用矣其意夫不滿於仲景豈僅目漢以後人為羣兒哉㊀世之不識陽明者原不獨一黃氏然他人

之不識陽明皆不及黃氏之顯反若無從說起今得借黃氏暢發此論使陽明得還仲景治法則黃氏亦大有功於病者古人講學以明道為歸即如朱陸異同亦非門户之見黃氏著作等身人所不及除此不經儘堪節取惜無有揀金於砂拾珊瑚於大海者

論王清任醫林改錯

王清任者直隸玉田人自稱鴉鴻橋勳臣其所指醫林之錯而必當改者則黃帝之素問越人之難經仲景之傷寒論也其所由識其錯而可據以改者則得獲之逆酋凌遲之犯婦暴露犬食之殘骸剩骨也其言曰前人創造醫書臟腑錯誤

恨無可證乃於嘉慶二年四月游灤州之稻地鎮其時彼處
小兒正染瘟疫十死八九多用代席裹埋代席者代棺之席
也彼處鄉風更不深埋意在犬食利於下胎不死故破腹露
臟之兒日有百數初未嘗不掩鼻後念古人所以錯論臟腑
皆由未經親見遂不避污穢每日清晨就視犬食之餘有腸
胃者多有心肝者少十中看全不過二三連視十日看全三
十餘人始知醫書所繪臟腑即件數多寡亦不相合尚有膈
膜一片其薄如紙皆因破壞未得明驗四年六月有遼陽州
一婦殺其夫與翁解省擬剮跟至西關忽悟彼非男子不忍
近視及行刑者提其心肝肺從面前過始得細看廿五年有

打死其母之劊犯行刑於崇文門卻得近前而膈膜已破道
光八年五月十四劊犯張格爾又不能近看自思一簣未成
不甘中止九年遇江寧布政使恒公言曾鎮守哈密領兵於
喀什噶爾所見誅戮甚多細說膈膜形狀始得知之的確因
思黃帝下問岐伯何得不知妄對秦越人難經以無憑之談
而作欺人之事張仲景之傷寒論方雖有效而經絡皆錯於
是以內經臟腑繪圖於前以彼親見各因犯各死嬰之屍身
臟腑繪圖於後有左氣門右氣門衛總管營總管津管瓏管
雞冠油水鈴鐺出水道等圖為黃帝所未知再證以隨喂隨
殺之畜三四日不喂而殺之畜與人相比為越人仲景所未

十五

識囑後醫遇機會細心查看是教人於齒骼堆中殺人場上學醫道矣試思人之已死癟者癟矣倒者倒矣氣已斷何由知是氣門水已走何由知爲水道犬食之尸刑餘之人何由知其件數之多寡心肝肺一把抓在手中何由知其部位之高低彼縱能就死屍之身首一一撿之勢不能再剝活人之皮肉一一比之且於死屍轉若有氣於活人偏說無氣又謂凡鬥毆之以破傷風死者兇手擬抵若早明乎氣散氣亡之義即用黄芪半觔大補其氣救一個豈不是救兩個乃今知其治中風之人每服用芪四兩其於治病之芪較之救兇之芪尚輕一半也尚短五成也於是而都下遂盛傳其補陽還

五一方

論補陽還五湯

近日都門有風行之方曰補陽還五以治中風諸病及老年人一切虛證方出醫林改錯中初不解其方之何以名還五也取而視之乃知其所謂五者謂人身十成元氣虧二成賸八成每半身仍有四成氣則無病若虧五成賸五成每半身只賸二成半右半身二成半歸併於左則右半身無氣左半身二成半歸併於右則左半身無氣受病之半身向不病之半身流動比水流波浪之聲尤甚於是思得一方以息其波浪聲而還其五成虧乃分左右各二成半而併之則曰五合

左右各二成半之虧而還之則曰還還五兩字於是乎心領
神會而得其解矣然於其所以為方者則尚未能明其意也
觀其方用黄芪四兩歸尾二錢赤芍錢半川芎桃仁紅花各
一錢加地龍亦一錢主治半身不遂方以黄芪為君當歸為
臣若例以古法當歸補血湯黄芪五倍於當歸則二錢之歸
宜君以一兩之芪若四兩之芪即當臣以八錢之歸今則芪
且二十倍於歸矣大約欲以還五成之虧有必需乎四兩之
多者若照古方用芪一兩則只還得一成零二分五之氣其
無氣之三成七分半久假不歸適負尚多方即不驗於是乎
每服四兩之黄芪亦心領神會而得其解矣然其方之所以

名補陽者則又何也蓋以當歸為補血血為陰以黃芪為補
氣氣為陽故以黃芪為可補無氣之半身即可補無陽之半
身於是而補陽兩字亦復心領神會而得其解矣然而黃芪
補氣不補陽氣而補陰氣者也正不得以補陰氣者謂補陽
氣而即換（用）其補陰之（藥換作）名為補陽（之名）陰陽二氣之在身陰氣盛則
陽氣不能與之敵若以補陰氣之藥誤作補陽氣而恣啖之
則陰氣日以長陽氣日以消陰陽消長之機固非王清任所
能喻獨所謂合左右身各二成半而為五成者則清任獨知
之而他人所不能知即所謂甚於波浪聲者亦清任獨聞之
而他人所不能聞此其所以獨有是方而方獨可以是名也

十七

都中人語云此方可一二百服準以四兩一服四服即得一觔百服則二十五觔矣二百服則五十觔矣其於真是半身不遂病果在金匱血痺虛勞門者方名雖曰補陽方藥適以補陰或能以病就藥藥雖過度尚無大害然真要在六個月零廿日內服完黃芪五十觔恐亦無此理也若夫中風中氣或且為痰中食中而亦曰此方可以通治則中風當然風中氣當利氣痰中食中尤當消食豁痰以疏通之此則半身皆可不遂而病則不是虛勞若亦服四兩之芪病即不起罹禍之家主名且有屬矣至其言人病之虛防有瘀血方故取用桃紅此意未嘗不是然凡消瘀之法因於寒者逐其寒因於

熱者退其熱因於氣之鬱結者尤必達其鬱解其結而淤始消正不徒恃桃紅爲也且病之利於桃紅者必其大不宜利於黃芪者也且未聞方之用桃紅者而可名爲補陽者也奇哉方乎不奇於鴉鴻橋之有是方正奇在服是方者信其爲真有是理而方真可有是名也安得不述此奇談爲未受愚之病家告哉

都中人語云此方可一二百服準以四兩一服四服即得一觔百服則二十五觔矣二百服則五十觔矣其於真是丰身不遂病果在金匱血痺虛勞門者方名雖曰補陽方藥適以補陰或能以病就藥藥雖過度尚無大害然真要在六個月

病家吾語

有是理而方真可有是名也茲得不述此言謂為未安處之方乎不音於鴻隱指之有是方主存在服是方者信真為真黃茂吾也且未聞方之用與紅者而可名為補陽者也吾故消止不祥情形紅為也且滴之割於外紅者之且大不[illegible]於執者退其類因於氣之變緒者尤必達其變解其緒而後治

世補齋醫書　文十一

壻歸安沈彥模子範
元和陸懋修九芝著　羅山方連軫坤吾
受業　溧水濮賢懋雲依　參校
子　潤庠鳳石

論葉天士臨證指南傷寒門方

葉先生臨證指南卷五以風寒分門而寒門所有者六方並非傷寒大證即在太陽一經亦僅言其至小此書行後遂不聞以傷寒論治病今之置寒水六氣於不講者大抵即由於

此而傷寒論中之細微曲折亦更無能道其片語者矣乃有門人華玉堂者於此一門後大着論斷謂人但拘仲景之法皆為見聞不廣膠柱鼓瑟不知變通以明仲景之不足法而以此六方為治傷寒一大宗徐靈胎曰此即俗名着寒之病偶爾小恙不入經絡者也何必牽引傷寒大證發諸議論及細閱此編竟無傷寒之門即此為傷寒之法不禁失笑夫醫者之學問全在明傷寒之理則萬病皆通故傷寒為病中第一證而學醫者之第一功夫也此編獨闕此一門則平日所習何書所治何病此非此老之過抑編此書者胸中茫無定見耶靈胎說如此尚不知編書者之别有所為只不可道破

耳昔梁茝林中丞浪迹叢談載葉先生軼事一則為龍虎山張真人在吳於萬年橋停輿讓橋下天醫星過去而是日是時不先不後天士小舟適從橋下搖櫓行來中丞於此不溢一詞而其下即引紀文達語謂天士不事著述今所有醫案十卷為門人取其治驗附以論斷非天士本意也石琢堂殿撰亦謂先生少所著作指南一編宂雜不足以傳乃先生棄世後門下學者薈萃而成其方不盡出先生之手然則此書明是及門假托為一時漁利之物奇在所作醫案每以不了語氣及上下文不聯屬又每以也字易矣字謂是其師漢魏文章然猶無害於病者若此傷寒一門則俗醫正怕讀傷寒

書正謂傷寒方難用遂若照此六方法已大備更不必問途於仲景而又因此作江南無傷寒之說非皆不辨真贗而徒震其名之害耶嗚呼自有李士材醫宗必讀而世不知有血證自有此臨證指南而世不知有傷寒葉先生為吾蘇大醫享盛名於雍乾時必不至此彼華玉堂邵新甫輩造此大孽且壞先生身後名安得不為先生一雪此憤哉

丹溪之言曰格致餘論戴人之言曰儒門事親甯陵呂氏之言曰人子不可以不知醫修謂有父母者不知醫不得為孝子即有兒孫者不知醫亦不得為慈父當今之世誠何恃而不恐正不徒一物不知儒者之恥已也

論臨證指南温熱門席姓七案

席姓　脉左數右緩弱（此為温熱病脉）陽根未固（温熱與陽根無涉）陰液漸涸（陽邪之甚）舌赤微渴（亦陽邪也）喘促自利溲數（三焦大熱）晡刻自熱神煩囈語（日晡所陽明王時也初診只有晡刻神煩）夫温邪久伏少陰（此沿喻氏之説其誤即始於此）古人立法全以育陰祛熱（古人治温決不育陰全以下語氣未了）但今見證陰分固有伏邪（陽邪在胃病在陽分）真陽亦不肯收納（乃陽邪之亢斥非真陽之不納）議仿河間濁藥輕投（河間從無此法）不為上焦熱阻（獨此未用一藥）下焦根柢自立（與下焦根柢無關）冀其煩躁熱蒸漸緩（不去其熱熱何由緩）

熟地炭　茯苓　淡蓯蓉　遠志炭　川斷　五味（方謬）

又

再診晚診陰中伏邪陽伏於胃晡時而升的是陽明目赤羞明睛不和也舌絳而渴渴為溫病與育陰清邪法以陽邪而育陰陰愈育陽邪愈固而云法乎

生地炭生熟地之所貴在滋膏而炒為炭則無用亦斷無先熟後生之理元參心

川斛　炒麥冬麥冬無炒用者　犀角　石菖蒲二味並開心竅送邪入心

又

三診脉左數右軟此時脉尚未變舌乾苔白小溲淋瀝臟濇之致吸氣喘促呼氣促是脫吸氣促乃是閉煩汗的是陽明乃腎陰不承非也心神熱灼蒙閉一去胃熱蒙閉即開議以三才湯滋水制熱豈陰虛而火矣耶此時之邪熱非滋水所能制用三才加茯神黃柏金箔邪必益錮晚進周少

川牛黃清心丸一服助犀角送邪入內

又

四診昨黃昏後診脉較之早上左手數疾頓減脉象陡變惟尺

中垂而仍動陽邪內陷矣囈語不已若有妄見胃熱蒸心益甚矣因
思腎熱乘心胃熱而非腎熱膻中微閉神明為蒙自屬二字何解昏
亂全不識陽明病隨進周少川牛黃丸領邪入心一服俾迷漫無質
之熱熱安得有質暫可泄降並未一用泄降之藥服後頗安并不能煩躁矣辰
刻診脈濡小脈又變矣形質大衰生熟地炭既立根柢何至形質大衰舌邊色
淡下利稀水邪下陷矣夫救陰是要旨撤熱是要旨讀仲景少陰
下利篇太陽陽明亦有下利上下交征此句如何接得上關閘盡撤必以
堵塞陽明為治昨日犀角昨晚牛黃盡開諸竅一變而為堵塞況陽明無堵塞之理以陽
明司闔陽明之闔不如是講有開無闔下焦之陰仍從走泄矣生熟
地炭之•功何往議用桃花湯

人參 赤石脂 乾姜 粳米此方補澀而溫適與清泄苦降相反

又五診晚服照方加茯苓此時病已垂危藥之出入必不在一味茯苓

又兩診脈左沈數右小數堵塞後脈又變矣暮熱微汗時煩辰刻神

清只有辰刻神清矣虛邪仍留陰分實邪仍留陽分議用清補當用寒瀉

人參 茯苓 川斛 炙草 黑穭豆衣何用 糯稻根

何鬚用金匱麥門冬湯全與溫病無涉

溫熱門再有張姓一案初僅形象畏冷用復脈湯去參桂

加甘蔗汁及三診陰液盡涸陰氣欲絕復脈湯有麥地何以陰涸陰絕

再有顧姓一案初尚能飲酒納穀用犀角生地再診目瞑

舌縮神昏如醉心開竅於舌犀角送邪入心故舌縮

再有陳姓一案初不過夜煩無寐不嗜湯飲亦用犀角生地及三診陽升風動用生地陽當不升用犀角風當不動何又升動若此凡此所用藥後種種變相皆指南所自言何以用其法者皆不一問其藥之取效固有如是者乎

指南溫熱門共四十餘案其於席姓覆診者七初診左數右緩弱為溫熱病應有之脉邪在陽明是為時氣非陰虛火炎骨蒸勞熱之病亦非上盛下虛陽光飛越之病與陽根未固真陽不肯收納有何干涉乃必曰久伏少陰而欲育陰以立根柢此在勞怯病中尚為下乘豈可以之論溫熱時邪哉及覆診者再而吸氣喘促心神蒙閉非熟地生地炭膩膈留邪

犀角石菖蒲送邪入内之效耶再與天冬地黄人參之三才加以牛黄協犀角之力脉之數疾頓減一變而為濡小或并外熱之不見病於是乎内陷矣牛黄之服後煩安者并煩躁之不能也所以形質大衰而即下利稀水温病不撤陽邪種種變相已露尚曰救陰是要旨初診之立其根柢者至此而關閘盡撤有開無闔即用桃花湯以堵塞之此在痢疾門中尚是末傳之治而始之僅為晡刻神煩者至此而僅有辰刻神清矣其人之終日昏沈内風扇動粒米不進舉室驚皇已可想見六診七診只賸得稿根穭豆敷衍成方而終之以一服麥門冬嗟乎此病之初人迎數盛氣口濡弱傷寒成温之

的候也此時一用仲景之葛根芩連湯辛涼解散病即外達一汗而解熱退身涼神清脉靜矣即不然而須專清裏則仲景之白虎湯梔子豉湯辛寒泄熱裏氣一清外邪自解亦無不熱退身涼神清脉靜矣余爲治三十年凡遇溫熱病無人不如此無時不如此無地不如此無不於十日内貽之以安惟尚未能起牀出門往往受人促迫耳今觀此案初診之議遐若山河及四診而一路之病隨藥變者敗壞至此事已不可爲矣獨有下利一證或尚是熱結旁流爲挾熱之利非燥屎即膠閉若一投仲景之大小承氣尚能起死回生乃以臨證從未夢見又以見聞太廣不肯膠柱鼓瑟輒投石脂乾姜

補刻双行十九字

温之澀之病到如此不堪地步一味人參聊以塞責此外則穭豆之衣也糯稻根之鬚也一籌莫展牘有麥門冬一方如不欲戰於此而云此病尚有活理誰其信之

今之抱一冊為市醫捷徑者名曰葉派余初不解温病之十有九治者何至於百無一生及觀此案之始終本末而知謬種之流傳正利其日後必然之狀已預定於始初立案之時以為先見之明言無不中而病家即以其言無不中果服其先見之明孰能知其人之本非此病而移病湊藥使之病隨藥變耶此所以人愈死而名愈高也則此一案之在病家尚可安於不問哉吳子音三家醫案偽薛潔壚三診其害亦同於此

合論顧景文温證論治吳鞠通温病條辨

温證論治在華部輩所編臨證指南之外乃顧景文者假托葉先生之語而刻於唐笠三吳醫會講者也唐刻有小引云先生游於洞庭山門人顧景文隨之舟中以當時所語信筆錄記一時未經修飾是以辭多佶屈語亦稍亂讀者未免眩目不揣冒昧竊以語句稍為條達前後少為移掇惟使晦者明之而先生立論之要旨未敢稍更一字也據此則所刻云云已經唐氏加以刪潤尚且如此不堪然則顧景文之原本當更何如不意托名大醫便能行世貽春仙館刻之拜石山房刻之種福堂又刻之而其貽禍於病人者直如此其大也

顧所記名曰温證論治而章虛谷樂為之注改其名為外感温熱王孟英又樂取之謂仲景所論温熱是伏氣葉氏所論温熱是外感故以温邪上受首先犯肺逆傳心包十二字揭之篇首以自别異界如其説則所稱温熱者不過小小感冒即俗所謂小風熱小風温如目赤頣腫喉梗牙疼之類卻只須辛涼輕劑其病立愈然何以不出數日遽入心包為一場大病以至於死若不數日而病即入心即可死者則必非如其所説只須輕劑之辛涼且何以如其所言不即愈於辛涼之輕劑耶夫其所謂熱入心包者不可謂世無其病也然總不在僅稱外感僅病及肺僅用此無名輕劑之時是故古之

人不輕言熱入心包也而顧其姓者確鑿言之若此迹其所以有是作者似欲以所用輕劑愈人之病也似又欲以所用犀角愈人之病也乃用其所謂輕劑而病不解漸欲入營血液受刦心神不安斑點隱隱即隨其所用不言何物之輕劑次第而來然則用輕劑而液受刦者輕劑不可用矣用其所謂犀角而斑出熱不解胃津告亡膚冷至一晝夜僅僅未成脫證亦即隨其視同花露之犀角次第而來然則用犀角而津告亡者犀角又不可用矣此皆顧景文自已所說皆顧景文自已所告人夫病之教人以必用此藥教人以必不可用他藥者不過恐以他藥使病增重不過欲以此藥使病速愈

不過期其後比之種種惡候一用此藥盡消弭於無形故必諄諄告戒不憚煩言餉遺來學而人之生其後者有心濟世樂而為之反覆引申一刻再刻使其愈病之法昭然若發聾振聵而惟恐其弗傳斷無因其用此法則液受劫用此法則津告亡而謂此劫液亡津之法有未可任其不傳者然而後之人則必用其法矣一用其法則所說液劫津亡者即於初用輕劑接用犀角時預言之而無不準若有先見者然并恐不用其法則血液未定受劫胃津未定告亡而所謂先見者便不十分穩足何由取信於病家此所以生其後者萬不肯不用其法也人心愈幻其法愈巧後數十年而又有吳鞠通者

鞠通即本顧景文温邪上受首先犯肺逆傳心包之十二字而為温病條辨自條自辨可發一笑者也開卷揑造温病以桂枝湯主之為仲景原文繼復承指南之訛以喻西昌治瘟之法謂是劉河間之所以治温兩失已不待言乃以温病之本在中焦者先移之於上焦謂切不可用中焦藥痛戒中焦之芩連而其下即云熱邪久羈吸鑠真陰邪熱久羈肌膚甲錯皆鞠通所自言皆鞠通自已所告人者先是自製銀翹桑鞠兩方即顧景文之辛涼輕劑不名一藥而鞠通為之引申者也嗣是方名清宮用犀角牛黄方名增液用元參麥冬以及一甲二甲三甲之復脉湯小定風珠大定風珠無非滋膩

傷陰引邪内陷病至此不可為矣而因其中焦篇亦或有偶
用膏黄芩連時凡温病之一用芩連膏黄無不可去邪撤熱
者鞠通又若未嘗不知然苟非布置上焦則熱邪未必久羈
真陰即未定胡鑠苟非訶斥芩連則邪熱未必久羈肌膚又
未定甲錯顧景文延之數日鞠通再加緩緩兩字何以必緩
緩也不可解而實可解也此所以後乎鞠通者亦萬不肯不
用其法也以滋膩留邪之藥緩緩延之熱邪方盛之時陰無
不傷病無不死陶節菴之一提金殺車鎚截江網書名之惡
極者也此之一甲二甲三甲定風珠方名之惡極者也病何
等事醫何等人顧可兒戲若斯乎

再論温邪上受首先犯肺逆傳心包十二字

此十二字者温證論治之所以發凡而起例者也初不言邪之何以獨傷肺肺之何以遽傳心但云若論治法宜用辛涼輕劑延之數日夫人病之熱惟胃為甚胃熱之甚神為之昏從來神昏之病悉屬胃家即使熱果入心亦必先病及胃病苟僅在於肺則斷無神昏之事即斷無入心之理乃於病之明明有神昏者特將神昏二字始終不提又明知神昏不屬於肺即暗將神昏移入於心其曰上受曰先犯曰逆傳皆所所以抹摋胃病之故再加未入心包邪專在肺二句說成此時之病不心則肺一肺即心若絶無與於陽明胃者而不可

用胃藥之語適在此種種胃病之時欲成一家之言翻盡千古之局鍛鍊周內病者不能呼冤也其時病者或為太陽陽明兩經遞病或為太陽陽明兩經合病太陽行身之後由背貫胸陽明行身之前由胸徹背肺為華盖位在胸背之上而胸為近胃為五藏六府之海其清氣上注於肺注者射也太陽之邪射肺陽明之邪亦射肺而陽明為近故必陽明胃之熱降而在上之肺氣始安所病本只在胃肺僅為病所累於此而必曰肺病勢必徒用肺藥轉將胃之支脉絡於心胃熱之最易蒸心者一任其偪近心包日偪日近而神昏益甚又以為此即心病此即肺病之傳心輕劑之後即用犀角將胃

中之藥非特擱置弗道并且禁絕勿用遂領胃中射肺之邪直攻心藏是其所以逆傳者全賴此藥以為之也夫胃者府也肺與心藏也本是府病而偏要說成藏病遂乃舍府治藏夫豈有藏府而亦可以不分者人病府為輕而藏為重此時一治其府病無不除亦何至領邪入藏死於非命哉獨無如兎園册子只有顧景文之温證論治吳鞠通之温病條辨等物以為道在是矣宜乎今日盛名之下并藏府之不言也

再論胃病有神昏肺病無神昏之理

世間原有一種肺病其小者如咳嗆噴嚏頭腫喉梗之類其大者如哮喘咯血肺癰肺痿之類皆不聞有神昏而至譫妄

者既曰肺病斷不能有神昏既曰神昏斷不僅為肺病既不神昏斷不病及心包既不病心斷不需用犀角是皆可以理斷而不必盡通乎醫道者也鞠通所謂上焦病者即景文所言之肺鞠通所謂不可用中焦藥者即景文所不言之胃乃於景文延之數日上再加緩緩兩字胃不及待釀成大熱或亦一用膏黃似乎已勝顧說而隨即以清宮增液者使胃病仍歸不治夫人之所病者胃而醫之所言者肺神之所以能昏者在胃而醫之所以治神昏者在心類皆善用移字訣而此之所移又為移字訣中最大之禍明明一部傷寒論長留天地間其於急去熱邪陰始可保如仲景之白虎承氣湯小

之而一去其熱陰即不傷如仲景之葛根芩連諸方辛從甘以化陽若從甘以化陰陰陽和而時雨降頃刻間有噓枯振槁之能者概從擯棄且若惡聞豈無意乎風寒溫熱尋常病耳如倘恍迷離既令人於傷寒方視若畏途并以一二肯用傷寒方者目為怪物登仁壽而免夭札只看傷寒論之興替何如余既合論兩家而并暢發此論所望病家之曾受此害者一權於肺胃之間而恍然有悟也

論楊栗山傷寒瘟疫條辨一

乾隆中楊栗山作傷寒瘟疫條辨於四十九年甲辰自序之其所製一十五方無不暗暗用傷寒方而又切切誡人以不

可用傷寒方此其意竟不可解既而思之或者楊氏以世人久飲狂藥錮疾已深若再正言厲色教人取法仲景人既不信即其道亦不行而足以活人之傷寒論勢必仍歸於廢棄因而設此詭計特將殭蚕蟬蜕之不擔重任者加入芩連膏黄方内使人人看似楊氏新方而不知不覺已暗將傷寒方愈人故於卷三之末託為畏齋之言稱其於温病另闢手眼卻不於長沙論旁溢一詞後有作者不為莫索旁趨得以隨施輒效一段或即是其全書點睛處歟若果如此則是楊氏設法度世不惜身冒不韙願受明者指摘而能使昧者潛移默奪不必醫家明其意但求病家蒙其福功歸實在何必爭

名余故於楊氏之書猶有取焉此書本為三原陳素中名堯道者所著傷寒辨證於康熙戊午有自序一首至嘉慶十一年丙寅始為劉鏡浦觀察付刊其在乾隆時尚為素中未刻稿書中謬作劉河間稱為雜病妄引喻嘉言三焦解毒誤入吴又可大頭瘟六證且於陽盛格陰但言手足温煖指爪紅活而不及熱厥之證有手足冷而指頭寒者為素中之陋而楊氏承之亦不能有所改正則反為素中累矣

論章虛谷外感温熱

葉天士先生一代盛名既為其門下華邵輩所毀而顧景文之温證又為章虛谷取而注之改作外感温熱其所以改作

外感者想亦嫌其不類論温故謂其與仲景伏氣之温不同是則天士之温本非仲景之温而虛谷之温又非天士之温矣然而換一衣冠不能使其人之性情面貌因之而皆變也况果如其外感之説而竟出於天士之意則天士於臨證指南既以小風寒抵作傷寒一大法門天士於温證論治又以小風寒抵作温熱一大法門所以傷寒一證至天士而失傳温熱一證亦至天士而失傳而孰知皆非天士之書耶此之般流直若塊　登場沐猴牽綫不使仲景聖道盡歸澌滅不止而王孟英温熱經緯盡羅而致之皆不肯為病者計嗚呼此中之刼運其何日已耶

坊間再有醫效秘傳亦云是葉先生語爲吳子音所刻秘傳已極不堪至於葉薛繆三家醫案非特用藥之謬彼此相似即詞句間亦多有雷同明是一副筆墨不問可知其僞志稱薛與葉積不相能嘗自署所居曰掃葉山莊則豈有薛而肯從葉派者乎繆則我之自出不聞其有此方案偏是此種僞言最易動聽不託於兩先生置之可耳乃假借大醫使人信從以售其欺害斯大矣末附陸秋山溫熱贅言則即王孟英所收陳平伯祖恭語及章虛谷所指薛氏溼熱條辨者一字不易但改祖恭爲余自稱拙者不值一笑

條辨辨附

雍乾之間吾吳薛生白與葉天士兩先生齊名天士不著書并華邵輩亦言之若一瓢薛先生則著作才也乃亦傳有溼熱條辨一册自條自辨其語句藥物與温證論治大略相同豈薛先生而有此不合體裁之作耶夫所謂條辨者始於方中行之前條辨程郊倩之後條辨原是條列仲景原文於前而作者逐條辨之於後以其條之或有錯簡或有賸義或有疑字而為之辨其疑似辨其是非雖其強題就我各自為說已屬無謂然猶不失為箋疏體也從未有自為條而自為辨者以其所條高一格書之更有襲取仲景句法彼意希圖傳

之既久人人看得高一格處如仲景原文我意正恐傳之既久竟有人看得高一格處如仲景原文大可以偽亂真足以欺世之并傷寒論而不讀者薛先生之亦有條辨安知非即顧與吴一流人假托名賢使為嚆矢以見自條自辨之不自我始而藉以自文其陋且恐後之人尚有倣其體而為之者將讕語無稽皆得冒作經傳之體思之大可寒心嗟乎撥亂反正黜偽存真非吾人之責乎欲醫理之復明必自正文體始

近有理瀹駢文者欲以膏藥盡廢煎藥而曰今人遇病動輒即云服藥衆口一辭牢不可破有雖欲不服而不能者

利字下刪去改立法之初自有真意然恐後之樂用其法者法又將有一大變也

夫薄貼以治外湯液以治內外治內治因病而施湯液始於伊尹而岐伯亦有湯液湯液亦云古矣一旦欲盡廢之是猶勸人喫麪未嘗不可而必曰令人腹枵動輒煮飯罕不可破通乎否乎丸散膏丹病家不能自製且假手於何人利之所在人盡趨之必更有樂從其法者法又將有一大變也

卷十二之十四

世補齋醫書三易稿

七

世補齋醫書　文十二

元和陸懋修九芝著　　　　壻歸安沈彥模子範

受業　羅山方連軫坤吾　溧水濮賢慈雲依　參校

子　潤庠鳳石

續蘇談防其說

甚矣哉醫道之壞也人謂壞自醫家吾謂壞自病家人謂當責醫家吾謂當責病家蓋醫有不得不然之勢焉實病家迫之使然也一或不然則必見拒於病家即不能苟容於同列

卷十二

即如天下設防之舉蓋惟恐其如此而欲其不如此故貴乎
有是防而使防其如此者必不如此耳從未有防其東而東
防其西而西防其來者自來防其去者自去而曰吾以是為
防也則弗如其無防矣往聞吾蘇於嘉道年間有所謂防其
之醫而竊有異焉客有儆楊君謙松壽堂筆意作續蘇談者
紀嘉道間事一則云假如人得寒熱病一二三日未必遽命
醫也至四五日而不能不藥矣醫來先以一虛字箝其口若
惟恐其不以為虛者藥用大豆卷淡豆豉防其留戀增重也
此數日間絕不用些微辛散防其虛也不如是不合病家意
五六日用生地用石斛立案書防其昏譫不如是而欲以若

寒者去病病家不樂聞也越日而昏沈譫妄矣六七日用犀角羚羊角紫則書曰防其肝風動防其熱入心包不如是而欲以攻下者去病病家所大畏也踰時而妄言妄見手肢掣動矣如是者謂之一候一候既過病勢已成然後珠黃散及蘇合香丸至寶丹紫雪丹貴重之物可以於焉畢集病則舌强言蹇目光散亂囊縮遺尿手足厥冷種種惡候亦相隨而至於是他無可防而獨防其脫矣此等病狀皆在七日以外十三四日之內病家一味防虛十分忙亂親友滿堂或說陽宅不吉或疑陰宅有凶或則名巫或則保福一面按日開方所防皆驗甲乃拉乙乙仍拉甲甲乙復拉丙丁方人人同防亦人人同病至此即

有真醫安能將真方真藥希圖挽救於不可必得之數而適
陷坎中亦惟有與時俛仰而已是亦病家迫之而使之然章
君繡悉珠居集痛切言之洵乎其為砭時救俗之書也而其
所以然者則半由於有所為半由於有所不知其有所為者
盡在道不談道四字中其有所不知者則師以傳弟弟又作
師師師非度亦由閱歷而來而父母之為子也子之為父母
也兄若弟之各相為也夫之為婦婦之為夫也此何事耶死
生之判易兒戲不越旬日之間言之傷心然而病家之愚且有卒不
可破者其明日必至之狀皆其昨日須防所及一若此病本
有是天然之節奏者病家皆耳熟焉而孰不知病本可以不若

是也薛鶴山曰病家不咎其手法之疎轉贊其眼力之高徐洄溪曰病家方服其眼力之高不知即死於其所用之藥然則康乾中已如此且不起於嘉道之年幸其後有任斯道之君子出而維持之此風得少息矣

一續蘇談又曰人於其時病經三四日延過一二人越日更醫到即問病幾日矣延幾人矣即知豆豉石斛輩皆用過矣及其更醫者再問亦如前而告以病也何如虛也何如即知犀角輩亦皆用過而病所未劇者口尚能言則知珠粉牛黃尚未用也於是一用牛黃而口遂噤一用珠粉而

并不能

狂且是藥之諸惡物全病之諸惡候亦全所賸者生脉散

三

去五味復脉湯去萸桂悉照葉派開方防其虛脫病家更無他望如是者羣相告曰時邪好手此豈醫所願哉亦迫於不得已耳

續蘇談又曰病以七日為一候十四日為兩候藥而如此則以一候愈藥而如彼則以兩候死試將死於兩候與愈於一候者比當其在一候之前病不大相懸也而一則用藥如彼一則用藥如此截然不同不可相形而見乎然凡愈於一候之人必不知病機病勢與延至兩候而死者當其在一候時大略相同而其漸漸不同者每在一候以外況一候而其人既愈也亦斷不知不用此藥則一候外之

病機病勢即此愈於一候者如其不愈亦皆得而有之故雖一室兩榻一愈一死亦不過曰一人甚虛故死一人不甚虛故愈至於用藥之絕不相同則一室之親人滿堂之戚友竟無人一問及之者所願此後之病家察其死於兩候間者一路用何等藥察其愈於一候間者一路用何等藥勿認作一候之病輕故愈兩候之病重故死也其所由死只死於一虛字藉醫之口迫之而使出於一途互相遷就此其權實在病家不在醫家使病家而肯不以實作虛也則醫自能於病實處曲折求之而何必以一虛字了之哉余故曰所以成此一道同風者毋徒責醫為也

四

論過橋麻黃

吾蘇有所謂過橋麻黃者於淡豆豉之旁書麻黃三分拌(同)擣云是避重就輕之法往者吾蘇老醫馬元儀以方書麻黃每為病家疑懼維時病家恒向醫家取藥故元儀得預用麻黃湯浸豆發芽凡遇傷寒無汗應用麻黃者即以湯浸之豆卷畀之殆其後則取藥於肆吏無麻黃湯浸之豆卷矣豆卷治溼痺證僅一見於金匱薯蕷湯入之氣血並補方中用以宣腎初不聞其發表也若豆卷而能發表則以黃豆芽作盤中飧者不且一頓飯而汗出如浴乎或又曰推其豆卷未必發表所以改用豆豉又因江西豆豉雖稱麻黃蒸罯正恐未必

果然所以再用麻黃拌之（同擣）書於其旁使人不覺亦猶是元儀之意而美其名曰過橋過橋者吳門市上有過橋麪方名即倣乎此夫麻黃為一方君藥而君藥之麻黃本不過三分之數即依仲景之法亦不過七分而止豈一經旁寫便不是君藥乎遇無汗之傷寒則不論正寫旁寫皆為對證若有汗之中風汗多之温熱則麻黃正在禁例不因旁寫而減成也藥雖旁寫下咽則同今之用麻黃於應用葛根時本與元儀之治傷寒無汗者相反豈在過橋不過橋哉奇在病家果以旁寫之故更不問病之可發汗不可發汗直認作過橋麪而大啖之也葛根之不敢用而獨敢用麻黃耶

論假石膏

吾蘇又有所謂假石膏者夫石膏而何以云假也藥有寒熱温涼温與熱異初非當用温者可概用熱藥也涼與寒殊亦非當用寒者可但用涼藥也所以甘寒之品不可以代辛寒更不可以代苦寒辛則能散能潤苦則能泄能降甘則緩而且滿中惟石膏具辛甘寒之性用石膏者用其辛亦用其寒且用其淡石膏之甘謂其淡也豈與凡為甘者之甜同其用哉今乃以宜用石膏之病輒以不足發表之豆豉與滋膩陰寒之生地二味同擣名曰黑膏即於二味外再加石斛一味其意蓋因豆豉之與生地本有膏名而石斛又有一石字在

上遂美其名曰假石膏是亦明知此時之當用石膏矣奈病家畏真而喜假於是乎假石膏行而真石膏遂廢不知石斛但有甘而無辛專補虛勞羸瘦與溫熱病全無干涉石之名同石之用異此石不是那石也此時再禁芩連則又失其苦寒泄降之道寒雖同而甘與苦相反豈有相反者而可謂之相同哉況此時惟有苦寒足以去病而甘寒適以留病一去一留病亦於是乎相反夫病之去留即人之所由以生死豈有生與死之相反而亦可謂之相同者此所以必用真石膏不得用假石膏真則生而假則死試問石膏之用宜真乎宜假乎合之所禁芩連凡可以苦寒生者亦莫不以甘寒死惟

病家未識異同之故有如是之不可通融者故似不妨以假為真耳然則生地石斛將始終不可用乎則又非也當夫苓連石膏兩三劑後熱退身涼神清脉靜得此八字佳境已出死關而津虧液傷元陰尚難遽復稀粥爛飯胃納始得微開即以生地養陰石斛養胃徐徐而作善後之圖亦為要藥只是遲早先後間則有確乎其不可易者且夫病家之喜甘寒而惡苦寒何哉蓋習聞苦寒伐胃甘寒益腎故也然而內經所言久而增氣乃指久服黃連反兼火化者言非指一二劑治病之黃連也此時熱邪在胃正賴苦寒之能伐胃者安其胃即以堅其腎所以經又曰腎欲堅急食苦以堅之又曰水

位之下其補以苦苦亦補也苦豈獨主瀉乎乃今之補惟有甘寒一若甘寒外皆瀉藥則經又曰少陰之主其瀉以甘少陰之客以甘瀉之彼以甘補少陰乃正用少陰之瀉藥使其少陰而真有待於補者則反因其誤以為補而日從事於瀉矣明者但曰愈補愈虛而不明言其故然不若將此義昌言之庶幾愈補愈虛之理俾病家咸得曉然也

既而假石膏外又有假黑膏矣以豆豉與生地同擣為真黑膏以豆豉與石斛同擣為假黑膏石斛之用提早一日而所防之變亦早一日其所以要早一日者撮買藥回家時可將二味一較量之看其異在何處即得之矣

止

論黑膏不全方

吾蘇方藥之有黑膏亦已久矣黑膏之始共為五物以猪膚與生地豆豉同擣載在外臺秘要以治陽毒發斑者也夫病至發斑而為陽毒則津枯液涸陰無以化毒熾而斑不消危殆已極故必君猪膚生地汁以滋陰而潤膚臣豆豉蒸發而達邪佐雄黃麝香消斑而解毒此方之所以必有五物也乃因醫宗必讀正書豆豉二物而以猪膚三物列入制度中低一格書之人遂但見正書之二物不見並列之三物仍名之曰黑膏初不問原膏之名特為猪膚而設以救温熱未傳之病今乃用之於病初起時此時發表清裏為法正多病亦未

甚危篤其去陽毒發斑安危遠甚亦何取於此義而爲之乎余謂藥本借病以爲功惟其無是病而用是藥必不應所以非是病而用是藥亦不靈所以有是病而無是藥且不生今病之死於諸藥者非諸藥之即能死人也且當其用諸藥時亦未始不以爲能愈人也然病家但見諸藥之不曾愈病安知此病之本不用此藥乎故當病隨藥變人謂其死於所用之藥我謂其死於所不用之藥昨日之豆豉生地昨日不曾用藥也今日之生地石斛今日不曾用藥也豆豉生地石斛之日正是急於用藥之日溫熱之病不是可以勿藥之病是日之急急延醫者非欲是日之急急用藥乎乃昨日無藥今

日無藥病則不及待也如之何其不昏譫不厥不脱而凡所防之皆驗哉自此更醫至再皆出一途彙所不可用之藥排日而進而獨於必當用之藥一味不曾到口於此欲病家知病所由死不死於所用之藥而死於所不用之藥者有幾人哉其實所不用之十餘味亦尋常手頭藥耳乃所用者不過彼十餘味而百無一生所不用者不過此十餘味而十有九治一彼一此一轉移間事耳而生死之判如此華佗有言治療不明因循至大本從微起浸成巨候種種多狀莫有達者故使愚俗束手受斃仁者見此豈不傷哉元化此言亦賈生長太息之意也夫

合論珠黃散及蘇合香丸至寶丹紫雪丹

余於假石膏假黑膏之用（別）既明（言之詳）其義矣而吾蘇於溫熱病七日以後又用犀則珠粉又與犀牛黃（三味）此即珠黃散為外科藥也不知何時羼入內科中遂若真是內科藥者吾鄉外科以王洪緒全生集為通行本觀所載梅花點舌丹用珠黃則治瘡瘍紅腫者也聖愈丹用珠黃則治楊梅結毒及諸廣瘡者也犀黃丸與當門子同用則治橫痃乳巖等證者也崆峒丸之犀黃與阿魏同用則治跌仆損傷腫毒危重者也觀諸方枋（柄）便知與內科無涉（況）珠性極重力能下死胎胎胞衣當陽明病神昏氣窒之時正是熱阻胸膈急須疏達解散之時而可

九

用此重墜之物壓住其欲疏欲達之氣乎或曰石膏之性亦重何以不虞其墜不思石膏用煎僅服其氣珠粉用研拌服其質且病家以為物價之昂者必能起死回生一釐也少不得必使無纖屑之或遺姑無論其性若何即此質重而墜之一端已與欲疏欲達之病機大相背戾況此時起死回生正有必需之藥且不索重價乎每當珠粉下咽即噤口不言並狂譫之不作而脉之數疾頓微反喜其狂止而人靜嗟乎狂則自此止矣人則自此靜矣即或此病不死亦多成癡呆不慧之人此正與犀角入肚表邪一陷外反不見有熱病家且喜其表熱之解同一機括也陷證至此歸猶憮然者多矣至

於牛黃原載本經自有對病之用而東垣之言曰牛黃入肝治筋凡中風入藏者用以入骨追風固可拔毒向外若中經中府而即用之反能引風入骨如油入麪莫之能出然則陽明經府之温熱亦若中風之尚未入藏也何若引之入藏使之動風而案必先書防其風動亦若胃邪並未入心而藥用犀角送邪入心案亦先防其熱入心包耶向聞高麗牛黃丸為牽牛大黃以彼中人喜食牛肉腸胃多厚非此不能消導故日日服之濮生雲依問而得實其力能日服者可決其非貴重之牛黃也此則大可取用於當行承氣之日正恐無人肯用耳若夫局方之蘇合香丸所以治傳屍鬼氣局方之至

十

寶丹紫雪丹所以救鍾乳五毒試問陽明經府之病豈與傳屍癆（勞）金石毒等乎彙錄三方於左不必置議見者自明

蘇合香丸　療傳屍骨蒸殗殜疰忤鬼氣瘴瘧痓癖丁腫小兒驚癇大人狐狸

蘇合香油　安息香　丁香　木香　沈香　檀香

薰陸香　香附　烏犀　華撥　訶子　硃砂　冰片

麝香　蘇合香即獅子糞　薰陸即零陵香

至寶丹　療難產悶乳胎死腹中胞衣不下中惡氣絕中諸毒中風不語卒中客忤

生烏犀尖　生玳瑁屑　牛黃　雄黃　硃砂

安息香　龍腦　當門子　金箔　銀箔

紫雪丹　療五尸五疰口中生瘡狂易叫走并解蠱毒鬼魅瘴疫卒死

黃金一百兩　寒水石　磁石　滑石　硝石　朴硝
石膏　羚羊角　犀角　木香　丁香　沈香　麝香
硃砂　升麻　元參　甘草

三方主治何等病特因病家不見方柄即不知其所治如彼而認作貴重之品必能愈病耳表而出之俾病家見而知之若見之而仍若不知則終無知之之望矣醫為病家所迫不得已而用之豈可不責病家徒責醫家哉

十一

陰虛說

吾不解吾蘇之人何陰虛者如此其多藥之宜於滋陰者如此之繁也凡人以病延醫未有不先道其陰虛者而醫亦不得不說陰虛於是滋陰之弊遂固結不可解及問其何者為陰何者為陰虛則病者不知也醫亦不知也夫病有陰虛即

之累是陰虛者自當從陰虛治此外 則

有陽虛有陰虛即有陰盛有陰虛且有陽實陰陽虛實四字明明當有四病豈可舉其一而置三者於不問乎其以陽虛作陰虛以陰盛作陰虛猶或遲之久而方即於危若傷寒溫熱陽實病則陰與陽反實與虛反其四字之盡相反者且不

而為 之

浹旬而死矣蓋人所病者寒也溫也熱也在表宜汗在經宜

清入府宜下當清者再汗則傷應下者徒清無益仲景法不外乎此如法治之只去其寒與溫與熱其人而陰本不虛者無恙也即其人而本屬陰虛者亦無恙也乃不防陽盛傷陰而獨防陰虛邪戀於是防其刼津防其發疹防其風動防其熱入心包至末而防其脫夫既曰刼曰發曰動曰入則自有刼之發之動之入之之物在不去其刼之發之動之入之之物而藥反留邪以刼津引邪以發疹助邪以動風領邪以入心胞而同歸於脫防云何哉乃於老人則曰氣血兩虧於小兒則曰小船重載於婦女則曰素體嬌弱一若無人不虛無病不虛而於陽之方盛徒曰存陰陰既不能以些微之藥而

十二

存而三五日間陽邪之足以傷陰者方且勢如奔馬涸液枯津是其陰之傷於藥後者不更甚乎夫人有病邪則無論強人弱人壯人羸人皆謂之實經曰邪氣盛則實邪者陽也盛即實也正謂邪之盛者不死於虛死於實也且死於虛者少而死於實者多也嗟乎病為陽實藥則陰虛藥與病反其禍立見為此說者豈不以病家不明虛實故可總名之曰虛病家更不知陰陽故可總名之曰陰虛況陰虛之說已為病家所習聞即為病家所樂道留邪不去其虛自至則何妨投人以所好即許人以必成哉此外則如瘧之作陰虛治而成痞痢之作陰虛治而成臌欬嗽之作陰虛治而成瘻痰飲之作陰

虛治而成腫吐血泄精之作陰虛治而成勞澀阻食滯之作陰虛治而成格凡雜證中或陽虛或陰盛一歸諸陰虛之途而終無不虛者病家之所由深信也若以藥論則經言寒熱溫涼隨其攸利亦明明有四種如小寒之氣調之以溫小熱之氣調之以涼即經言微者調之也大寒之氣平之以熱大熱之氣平之以寒即經言其次平之也病不獨是陰虛藥豈獨尚滋陰千言萬語使病速去陰始不傷去病不速陰即難保用藥滋陰適以助陽陽得藥助傷陰更甚欲保其陰必速去病去病之藥十餘味耳亦甚平常並非險峻有歷驗者非空言也

漆

孫蘊苓中翰承鑑曰凡木器得漆則堅固樹活木也若亦連枝帶葉而漆之行見青青之枝葉未有不因一漆而枯者尚以為木之即樹木既因漆而堅樹亦當以漆而固也不亦偵乎此言足以解頤不殊說詩匡鼎

夾陰傷寒說

夾陰之說天下同之而吾蘇為甚試問陰而曰夾通乎不通天下豈有不可通之說而謂生死繫之者此所謂陰其為陰經之陰乎其為陰證之陰乎抑竟以男為陽女為陰乎自夫人推虛是尚而無奈病者是男其年正壯其形體又充盛則所說氣血兩虧小船重載素體嬌弱之三虛字皆不得出諸口

實而潛窺其人或當新昏或蓄少艾一有寒熱外感即無不以夾陰為辭不幸病者偏有太陽病之惡寒脉浮弱傷暑脉之弦細芤遲足脛冷洒洒然毛聳厥陰證之熱深厥深而脉沈伏等象為之湊泊於其間適足以實其夾陰之言而病家亦不敢不信或其父兄問之而對曰無之則云不問可也即問亦不肯說吾於脉自有憑蓋即借此數種之脉與證言之耳點者切指定房勞而或鰥或曠或素不作狹邪游者一落呆相反成話柄故又遁而之他改作病前奪精之說則奪學既足聳聽且有夢遺夢泄或并本人亦未驚心而其言更無扞格此所以可作三虛外一條出路也否則如年壯氣盛何

十四

徐靈胎曰陰證無發熱之理藥亦無補寒之法乃有以溫熱之邪派作陰證又以夢泄房勞之後而得外感謂為陰證更屬奇談吳又可曰即使房事後得病病適至行房亦不過比人略重到底終是陽證即四逆亦為陽厥劉松峯曰世間原有一種寒疫其人必不發熱也或因過服寒涼所致到其時亦必無身熱周揚俊曰房勞亦有屬陽證者若因曾犯房勞便用溫藥殺人多矣合數說觀之惟有發熱不是陰證惟有陰證必不發熱則世間夾陰傷寒一說直可削而去之以救天下之館甥以全少年之伉儷乃津津樂道者只用桂枝三分謂得夾陰秘法而三分之桂枝尚不見十分之壞象因即

以未見壞象之桂枝為據而一切賴以撤熱賴以救陰之要藥悉付一勺轉以藉不言夾陰之口而病家始不以門外目之及其表不解而成為壯熱仍用犀角之涼邪既陷而發為陽厥又用鹿角之温凡及收日所謂寒熱温涼皆用過者即此夾陰之說偕之屬犀口引以為風流佳話者也而其時病者之婦有因此而貽笑於戚鄰黨者矣有因此而失懽於舅姑者矣且有因此而直以身殉者矣無其事不容置辯即有其事亦不知病之本不因此如靈胎諸人之言者而病家一聞夾陰方且引為已咎一若本是不起之證非醫藥所能為哀哉病家其能知太陽證有惡寒脉弱陽暑證有足冷脉芤遲厥陰證有

十五

厥逆而脉沈者皆為外感病應有之事且皆是陽證不是陰證而果為陰證又必無發熱者哉夫病家焉能識病乎然此數種常見之脉證而一作夾陰則動關生死他即未能悉知此則不可不理會也況其人而果荒淫無度以至於病自當如經所言醉而使内及入房太甚發為筋痿白淫金匱所言卧不時動揺當得血痺虛勞之證者而必不作發熱宜汗之病也又況其所謂夾陰而日病即不可救者但指一次入房而言夫豈有一次之房事而直可以此殞命者信斯言也父母愛之而願為之有室則足以殺其軀而已矣其然豈其然乎

脉有力無力説

脉之有力無力為實為虚至無定矣凡有力無力而出於醫之手無可疑有力無力而出於醫之口未可信也自陶節菴以有力無力為言而景岳引之且曰不問其脉之浮沈大小但指下無力重按全無便是陰證又曰脉之妙全在有力無力上分有力者為陽為實為熱無力者為陰為虚為寒節菴言之景岳喜之後人便之遂無有一審其是非者夫從有力無力上分陰陽猶之可也從有力無力上分寒熱則不可也微獨熱者不定有力寒者不定無力而且熱之甚者亦可無力寒之甚者亦可有力乃以有力即為實無力即為虚統

十八

觀一部景岳全書無不斤斤於此自此說行而欲說是實即云有力欲說是虛即云無力病家於實病言虛或尚有未能盡信者至以脉之有力為無力則萬不能知即萬不能辨於是有以暑證之脉虛身熱為無力者矣有以溼病之脉遲而細為無力者矣且以桂枝證陽浮而陰弱本當無力者謂陰證之無力者矣而於陽明實熱脉之浮大而濡謂為無力尤極相似其可不問浮沈大小而謂之重按全無哉夫脉之既沈必浮按而全無則脉之既浮亦必沈按而全無理也即令病家自將浮脉重按至骨亦未有不真似全無者況并無此能自按脉之病家耶望聞問切切居其末豈可論脉而不論證耶里

門某姓一獨子年纔冠新昏病傷寒中之温證表熱不退裏熱已成陽明之脉浮大而促葛根芩連證也熱再盛則白虎承氣證也醫執病在上焦不在中焦之見用辛涼輕劑藥不及病越日更醫方且防其劫津用滋潤之元參麥地謂是養陰退陽或又防其昏厥用瘍科之腦麝珠黄謂是清宮增液藥不中病病不待也未幾大醫來診其脉出語人曰遲矣遲矣脉無力而重按全無明日即防脫矣尚作何等觀耶病家習聞夾陰之說病適留戀增重如所言意本以虚為疑乃大嘆服參耆並進手寫熟地生地炭口中則議投姜附臨行誦盲左之言曰雖鞭之長不及馬腹而明日果然

十七

義

世補齋醫書　文十三

元和陸懋修九芝著

壻歸安沈彥模子範

受業　羅山方連軫坤吾

溧水濮賢懋雲依　參校

子　潤庠鳳石

重訂傅徵君女科序

經生家言每以闢去常解獨標新義為傑出冠時之作至於醫之為道因病施治隨證立方宜若無所為常亦無所為新矣然而一病也有陰陽有寒熱有表裏有虛實且有真假其

卷十三　一

病若相同其所以為病則大異世醫狃於習俗樂於淺嘗人云亦云但就病名為治不進求病本之何在者比比然也先生此書每論一病必先列常辭於前而後自辭之非故求新不囿於常則自成為新耳書凡女科二卷産後編二卷女科已列有産後一門而産後編中各病又與女科卷末似一似二或重見而疊出或此有而彼無先生本屬兩書讀者反覺贅見因揣先生於産後治法若專為錢氏生化湯發明因即易其名曰生化編以避兩書重複而仍不失原書本旨當猶是先生之志也嘗謂先生力求其新適得其常固非炫異矜奇者比修之服膺是書有年矣始從吳江靜安宗老處得見鈔

陰

本繼又得海山館刊本校讀數過惜其語句叢雜體例舛錯且產後編中所列類傷寒證以陽明府之胄家實屬之三陰此其貽害匪小疑非出自先生之手祝崖祁氏不云乎此書晉省鈔本甚夥然多秘而不宣彼此參攷多不相符則雅樂之為鄭聲所亂多矣而於陽明混作三陰似乎病至陽經始有下法則大背南陽之旨尤有不可不更正者因為移易篇次改定體例以女科八門釐為八卷另附生化一編繁者汰之究者節之雜者一之經營咸豐截斷手同治初悉心讐校乃成完書誠欲求得廬山真面目庶讀者開卷瞭然而非敢有塗改點竄之意也凡先生之亮節高行散見於馬文甬義

二

士傳李子玉儒林傳及鄺賸鶴徵兼濟堂文集小長蘆詩集中者當再摻羅成帙以光益是書俾承學之士如見先生焉豈但為醫家言哉錄成敘其顛末如右

重訂綺石理虛元鑑序

綺石理虛元鑑一書傳於其門下士趙宗田而刻自慈溪柯君德修者也惜趙不言綺石姓氏惟於原序中約略知為勝國時人其少子躬罹世變家國滄桑未經授梓可見德修以前世無傳本而德修實得力於是書故不忍聽其沈埋剝蝕而特以梨棗壽之其用心之厚誠有如晉亭陳氏所言者而德修所刊本亦未盛行於世故世不多見此本余自友人處

淩

借鈔得之服其治虛之法於陰虛主清金於陽虛主建中歸本肺脾超出乎專事腎家者徒以桂附益火知柏滋陰之上可與吾蘇葛可久養道丹房十藥並傳惜余所見鈔本體例混淆先後陵躐所載方或舉藥名或為歌訣均未盡善原本不可得見無從校讐乃為第其先後一其體例分為五卷以理虛總論為第一羅列病證為第二治病餘論為第三用藥宜忌為第四脈法列方為第五而於非弱諸證復引申一二條以盡之刪繁補漏久之亦不記是誰語總以令人不成虛勞斯為治虛良法若已為人引入怯門則吾見其入而不見其出也嗚呼理虛之道微矣

重訂吴又可温疫論序

疫有兩種曰温曰寒以其病為大小相同長幼相似如役使如徭役故古人謂之役後人稱為疫至宋以後又改為瘟瘟即疫也温與寒則疫中之兩證也若必以温瘟為一字則豈疫之温者可名温温而疫之寒者亦可名寒温乎即此已説不去矣又可之所謂疫即宋以後之所謂瘟故言疫不當再言瘟言瘟不當再言疫而味其所論則實論疫中之温者不論疫中之寒者且只言疫中之温者不言不疫之温者以其所遇之疫固是温疫不是寒疫然則其為書也自當名之曰温疫論乃人云亦云漫不加察書之意不錯而書之名則錯

崇正辛巳

讀者不知其書名之錯而轉謂其立論之非則又錯中錯矣
呂㯃村曰若以又可此書治溼温證方合此言正不盡然蓋
溼温而在無疫之年則僅為溼温之病溼温而為有疫之年
則便是溼温之疫又可所遇既為沿門闔戶病狀相似則竟
是疫疫之狀類溼温則竟是溼温之疫必謂其不當言疫可
乎書中傳變一節謂有表而再表裏而再裏者有先裏後表
但裏不表者及挾熱痢一節謂有熱結旁流者有膠閉而非
燥結者皆為又可特識能言前人所未言厥功偉矣但其書
名則定應改正而於書中之混雜不清者亦一一釐訂之誠
以此書實有至理足為寒疫外之温疫垂以治法而正未可

四

界

孰不疫之温以溷此書也

重訂戴北山温熱論序

北山此書以温熱與傷寒辨條分縷晰逐病疏明傷寒之治不混於温熱温熱之治不混於傷寒誠於秦越人四曰熱病五曰温病之異於二曰傷寒者分疆畫界不得飛越一步矣然其書明是温熱而其書名則曰廣瘟疫推其命名之意固本於吳又可瘟疫論而欲有以廣之故篇中或稱疫癘或稱時疫或單稱疫一若自忘其為論温熱者是傷寒之與温熱北山能辨之而傷寒之與瘟疫北山亦混之矣余始不解其故久之而始恍然悟曰吳氏書名瘟疫而不自知其所論但

五

為温疫戴氏專論温熱而不自知其書之不可以名瘟疫更合兩家觀之在吴氏自論疫中之温而仍不免糾纏不疫之温在戴氏則專論不疫之温恐人於陽明温熱之病誤用太陽風寒之法特於書成時未加檢點仍沿俗說以瘟疫之名名温熱之病只與删去論中屍氣腐氣等語及後幅大青龍一方此外則絕無羼入瘟疫之處亦無夾雜傷寒之處余愛其論之精而惜其名之誤乃於凡所稱時行疫癘者悉改之曰温邪其開首云世之治傷寒者每誤以温熱治之治温熱者又誤以傷寒治之四語則余所綴也有此一提而所以作書之意乃先於卷端揭清即為之改題曰温熱論則此書實

蛇

足為溫熱病正法眼藏矣

徐刻莊在田遂生福幼編序

世有云小兒為純陽之體者妄也而於兒科痘驚兩證率以腦麝散其元氣蛇蝎增其惡毒金石墜其真陽治訛襲謬為小兒厄固不待言即於痘主清熱解毒於驚主瀉火開痰其在痘之初發果有實熱驚之初起果有痰火者何嘗不是正治之法而凡陰寒之體敗壞之證病已至於末傳而仍執此初傳之法亦未有不僨事者徐少山署正慨之思惟毘陵莊在田遂生福幼兩編最為善本爰屬柳孝廉質卿重校付梓以廣流傳而索余序夫痘異於殤其誤在以治殤者治痘張

友遥

仲貞痘疹慈航引可證也驚即是痙其誤在不以治痙者治驚方中行痙書一册喻嘉言寓意草沙宅一案可證也以痘而論在田之法異於費建中同於聶久吾而正未可概以久吾時之治治建中時之病於驚亦然蓋病在初傳或聶非而費是病到末傳則費非而聶是初與末之不同而治亦大異余治小兒悉本此數家然以應無窮之變則莊法尤為得力少山是刻亦遂生之德也福幼之慈也所願閱是編者凡遇痘驚末傳之病勿復執清熱瀉火初傳之法則少山之澤及天下嬰孩者豈淺尠哉

余友上虞鄭子鐸貳尹子澂銑病劇余以莊法遥治之得

嘗云

活然同里有戚友則又曾以莊法天其一子不可不記

莫枚叔研經言序

歸安沈子彥模余快壻也初來謁即盛稱其師莫枚叔先生之為醫有不可一世之槩余心識之謹以拙著初藁介沈子求正於先生而先生亦郵寄所撰研經言兩冊屬校并索為序歲晚尠暇及春乃卒業而後嘆先生之學之博識之邃深造而自得者有如此也於是乎作而言曰今之世一有病無藥之世也一有病無方之世也一有病無醫之世也徐靈胎(醫嘗云)有曾醫非人人可為夫本經靈素是為三墳(上古之書)固(即)非蓬心人所(易)能領會而如南陽一脉下及脉經病源千金外臺之所言則

皆隨時隨地尋常習見之病而皆視為鳥篆蟲書不可測識
曾不能用其一方一藥尚何醫之足云哉君舉於鄉不樂仕
進枕經葄史邃於小學出其緒餘以讀醫家言為之審音義
詳訓故以經解經以方合病遂乃病無遁狀方無虛設此王
叔和所以云對病自有真方而知世所稱古方今病不相能
與夫南方無真中風江浙之地無傷寒者蓋實有不得已（先不能知古方）
東垣故緣是不得已之談（之意教不能得古方之用）不然夫豈不知今之病固不異於古
所云哉如君之學若漫譽以高出時輩則是誣君而已豈是
能知君者君所著尚多未成之書然當請以此册先付手民
以貽世之識字而為治病之醫者俾自今以後之病家幸得

空一格接寫
不用抬頭

遇識字之醫而免夭札即以佐
聖天子仁壽斯民之治焉春深矣將鼓枻來游苕霅間登君之堂以所學相質證然亦匆匆耳沈子何幸而得立雪君門也是為序時光緒五年己卯春二月

李冠仙仿寓意草序

讀書而不臨證不可以為醫臨證而不讀書亦不可以為醫蘇長公有言樂雖進於醫手方多傳於古人故惟讀書多乃能辨證亦惟多讀書始能用方彼之不用古方者非棄古方也非真以古方為不可用也直未嘗見一古方耳善用方者且讀無方之書不執方以治病而方自與病合而方亦自與

古合余持此論以臨人病久矣今讀京江李冠仙先生書而嘆其能讀書以臨證也喻嘉言寓意草未議藥先議病自是良法先生本之以作此書紀其生平治驗若干篇使人心追手橅有可取法而又矜平躁釋絶不以盛氣淩人此尤其高出西昌之上者也中翰汪君藥階自京江來攜以示余屬余爲之序余校讀數過訛者正之先生有子盍即梓以行世俾世人知臨證者必多讀書而後能辨證亦必讀書多而後能用方今病既皆爲古人所言不即知古方亦可爲今病而用耶余於臨證亦多心得惜不及就正於先生而昔在京江側聞先生重游頖水事中年教授鄉里其門下士多有登科第

者則先生固以文名而不徒以醫傳也是爲序

書柯韻伯傷寒論翼後

仲景自序傷寒雜病論合十六卷則傷寒雜病皆在論中非論外別有雜病可知故傷寒論六經提綱言六經之爲病不第爲傷寒一證立法也慈溪柯韻伯深明之於所著來蘇集外復作傷寒論翼謂仲景雜病即在傷寒論中而傷寒中亦最多雜病參錯而見故仲景之六經爲百病立法傷寒又爲百病之首傷寒雜病治無二理總歸六經之變現人於治傷寒時但拘傷寒不究六經中有雜病之理治雜病時又以傷寒論之六經爲專論傷寒絕無關於雜病韻伯可謂善識時弊

治

者矣嗟乎傷寒而外皆雜病病不離乎六經自不讀傷寒論既不知傷寒所重在六經又不知六經即兼言雜病而六經之分則惟傷寒論有之故凡不能治傷寒者亦必不能治雜病人孰知雜病之茫無治法即由於傷寒論之廢而不讀耶余之治傷寒也即從來蘇集入手故能不以病名病而以證名病亦能不以藥求病而以病求藥即治雜病亦能以六經分之是皆先生之教也執柯伐柯取則不遠其敢忘得力之所在乎歷年既久眉評遂多其論翼之序不知為何人作似乎韻伯之意謂風寒之邪往往乘腎氣素虧之人而傷之韻伯何嘗有此說特以太陽為即心主此其所蔽也

九

書陳修園傷寒論金匱要略淺注後

傷寒論三百九十七法既不見於仲景原文又不見於叔和序例豈聖法而真有是瑣屑焉者乃自林億創其言成無已踵其說而元泰定間又有程德齋者作傷寒鈐法言之鑿鑿累及王安道信以為真左算不合右算不合更覺無謂即使不差秒忽亦何補於古人亦何益於來者徒令後之人見此鉅款望而生畏愈覺傷寒論之深不可測則有之耳修園傷寒淺注本張隱菴張令韶二家言撇去叔和重集諸篇但就六經分解適得三百九十七節謂一節便是一法即此為三百九十七法割卻千載葛藤而傷寒論從此為康莊大路矣

始得

仲景金匱原文本只二十二篇其二十三篇以下前賢皆謂是宋人所續故修園作金匱讀四卷删之其為淺注時亦不加詮釋朱紫之混自此始得一清名曰淺注蓋示人淺近易從總欲令讀者無涉海問津之嘆嘉惠固非淺也或曰讀此可由淺而見深余謂讀此可由深以見淺庶幾聖道中庸盡人可到此則修園之志耳修園可議處亦多而兩書淺注則皆可讀之書也

書徐靈胎慎疾芻言後

探河源者必窮星宿之海觀日出者必登泰岱之巔學醫而不通靈素後世百家言人人殊其將何道之從歟洄溪先生

為吳江望族博通經史復肆力於醫學而其得力處尤在潛心靈素世所傳徐氏六種久已澤及海内矣慎疾芻言最為晚出以其在六種之外幾於湮没不彰余初僅藏有鈔本繼得陸秋丞觀察於皖江刻之今費芸舫太史視學中州又刻之而此書遂以大顯書僅十餘葉耳而歷叙所言如延醫一章謂人不可以耳為目而不攷其實學何如治效何如此即内經病為本醫為標必使標本相得者是也其補劑一章謂傷風則防風荆芥傷寒則蘇葉葱頭皆歷聖相傳之定法千古不能易者此即内經邪之新客未有定處推之則前引之則止者是也其陰證一章謂陰證無發熱之理而亦無補寒

熱

之法以發熱之病目為陰證全用温補直是以藥試病此即
内經謹熱陰陽毋與衆謀者是也其老人一章謂治老人勿
用熱藥如其陽之（所謂）太甚且當清火以保其陰即内經年四十
而陰氣自半及其陽當隔隔則當瀉者是也其中暑一章謂
暑字名義與寒字相反乃天行熱毒之病當以香茹（薷）飲藿香
正氣散主之此即内經後夏至日為病暑暑當與汗皆出勿
止者是也至所謂内外十三因試問何一因是當補者病去
則虛者亦生病留則實者亦死此更如内經所云身汗得後
利則實者活虛則可治實則死者是也味其所言無一語不
本於内經其於蘭臺軌範尚不過羅列内經於前此則更擷

十一

經義以教人非第引經以起例也先生著書時在乾隆丁亥去今垂一百年而俗尚又一變矣先生當日所深惡而痛絕者為温補藥今則温補之弊仍在而又動輒謂人陰虛即病家習聞此語亦無不自謂陰虛者是不獨温補之弊而又為清滋之弊矣温清似乎不同而滋之與補其誤一也且以清滋而加病者其弊隱更壞於温補而變病者其弊顯也凡新出醫書多矣其立意每不肯教病家先生之書則專教病家者也此其所以可貴也余生也晚不獲親炙先生以求進於至道而恨不能使病家皆知治病之理則猶是先生之意也先生雖往其亦許為私淑之人矣乎

傷寒

書尤在涇貫珠集後

傷寒論之廢而不讀也久矣不讀傷寒論自不能用傷寒方讀傷寒論而不得傷寒論之讀法則亦不能用傷寒方此吾吳飼鶴山人貫珠集之所為作也先生於傷寒六經正治法外又於太陽有權變法斡旋法救逆法類病法於陽明有明辨法雜治法於少陽亦有權變法於太陰有臟病經病法經臟俱病法於少厥兩經各有清法温法凡病機之進退微甚亦各有法以為辨使讀傷寒論者先得其讀法以讀之庶幾不難讀傷寒論傷寒論既不難讀傷寒方自不難用於是而傷寒論乃不至於終廢是則先生之志也傷寒自朱奉議以

十二

三陰三陽釋作寒熱謂人病在三陽皆為熱皆用寒藥則凡太陽之宜温散者其病必大又謂人病到三陰皆為寒皆用温藥則凡少厥之宜寒瀉者安得更有活理賴劉守真申明仲景用寒之法以正其用温之失乃後人泥於傷寒論之寒字總說仲景但知有寒不知有温總說仲景但知有温不知用寒皆由不識傷寒論自有温清兩法故耳先生於各經分證已極明晰而於少厥温清之辨尤足破世人之愚余乃就先生意推之六經知六經中各有温法清法且有温清合法俾但見論中有温法不見論中有清法者自此而識仲景固非但知秋冬不知春夏則宜用清法之温熱病不即可於傷

寒論求之哉先生於少陰篇曰傳經之病以陰氣之存亡為生死直中之病以陽氣之消長為生死於厥陰篇曰陰受病而厥者勢必轉而為熱陽受病而熱者甚則亦變為厥其厥也非真寒也陽陷於中而陰見於外也此即先生所以明温清之原而余意實本於先生則先生之餉余者非淺矣先生金匱心典久行於世獨此未經鋟版僅得二鈔朱氏名陶性者於嘉慶中以活字板印之故世不多見朱亦不自言何地人兵燹以後想活字板亦必不存施生子程購得鈔本畀余觀之命倩錄出今又得朱氏本校勘一過因為之說亦可藉以明傷寒論自有清法云爾

書曾文正公論史遷扁鵲倉公傳後

曾文正公一代偉人其功載旂常其言垂金石夫豈有失言於人哉然而夫婦可以與知者雖聖人亦有所不知不知無傷也必强其所不知以爲知則即有貽害於蒼生而貽禍於後世者余於公所論史遷之傳倉扁而有異焉公之言曰執一技以事上名一能以濟人此小人事也大人者德足以育物智足以役衆彼誠有所擇不宜於此津津焉若遷實通方術而藉以自見其才能斯亦淺者徒也公意謂倉扁細民遷之繁稱累牘爲非法昔公在蜀道中病瘧寒熱耳聾少陽樞病也不早治致經旬不進粒米醫以一劑愈之不以爲德以

為罪於西征詩中目為庸醫有惡莠雖已鋤良苗亦失稼之句頗以除莠傷苗為憾則公并農夫之務去草而不之信矣瘧之為病而能愈之以一劑者是必深合乎仲景和解之法公所遇良醫也公自不識耳儒有君子儒有小人儒儒且有二而況於醫本當有所區別若醫而可概目為小人則儒亦可概目為小人矣醫之為道也本與宓犧畫卦后稷教稼並重豈曰小道乎哉醫之可以寄死生者亦無殊於託孤寄命之君子豈曰賤役乎哉醫而明亦能及物醫而名亦足動衆士果抱道在躬登仁壽而免夭札正可以佐朝廷康濟斯民之治何肯不自重而執技以事上官下同於吮癰舐痔者流

十四

出鄉而不與士齒哉吾聞狄梁公功在社稷而有腦後下鍼鼻端疣落之術范文正公先憂後樂而有不為良相即為良醫之願我祖宣公稱内相於朝而謫宦忠州亦有集錄古今方之事此三公者皆大人而皆能醫而皆謂之小人可乎周官之於疾醫何等鄭重自後世史官列之方技於是學士大夫羞為之以此事委諸市井而此中亦遂無人然儒有君子儒醫亦豈無君子人歟為薦紳先生者宜何如作養之顧惜之引之使進於道而堪受此鄙夷乎哉龍門作史自古為昭而謂其欲借倉扁以自顯其才能亦淺之乎測子長矣惟公為一代偉人言必世為天下則故愈不可以無辭

再論公病瘧而往來寒熱耳且聾至旬日不進粒米則必更有膈滿脇痛可知經云少陽之脉循脇絡於耳故胸脇痛而耳聾仲景本之特立小柴胡一方為少陽和解之法醫以少陽方治公之少陽病病得愈愈且速先是已十日不能食則病去而元未能遽復勢使然也病之既除調以甘藥或以飲食消息之無後患矣味公詩意頗以不事滋補為嫌乃即以去病為罪然則病為瘧必不可用去瘧法是何異於黃坤載之縱有承氣證必不可用承氣湯葉天士之火熱之甚必不可用寒涼者哉不去病而先補則病不去病不去則無不虛虛則再補補則病益不去其後何

如所不待言此人情也故醫之近人情者非其至者也近
聞俞曲園有廢醫論不知是何作意當求得一讀之

論

世補齋醫書　文十四

元和陸懋修九芝著

壻歸安沈彥模子範
羅山方連軫坤吾
受業　溧水濮賢懋雲依　參校
子　潤庠鳳石

答沈沃之問邪之所湊其氣必虛書

辱手教以內經評熱論邪之所湊其氣必虛懲今人之好言虛者每援此為口實謬以僕為今之戴侍中責其以經解經一破時局僕則何敢當也請以素所誦習者為大君子陳之

卷十四　論

冒

經文此二句下尚有陰虛者陽必湊之故少氣時熱而汗出也二語合而觀之明即今之偶有感冒身發表熱一汗而愈之病蓋即玉機真藏論風寒客於人使人毫毛畢直皮膚閉而為熱當是之時可汗而發者是也亦即八正神明論凡邪新客溶溶未有定處推之則前引之則止者是也經脉別論勇者氣行則已怯者則着而為病怯即虛之謂也着即湊之謂也此即氣虛邪湊之說也九宮八風論風雨寒暑不得虛邪不能獨傷人必因虛邪之風與其身形兩虛相得此亦氣虛邪湊之說也凡風從衝後來者亦謂從虛鄉來即名虛風若一見虛字便云當補則虛鄉之風且當先補其風乎歲露論月郭

滿則海水西盛人血氣積月郭空則海水東盛人血氣虛故八正篇又曰以身之虛逢天之虛是為兩虛至真要大論亦謂乘年之虛失時之和遇月之空是為三虛空亦虛也若見一虛字便云當補則天之虛亦當先補天月之虛亦當先補月乎此可見邪因虛湊不過為一時之邪着而為病怯者不如勇者之氣行而即已有必待推之引之發其汗而邪始去耳按刺志論曰氣虛形虛此其常也反此者病穀虛氣虛此其常也反此者病脉虛血虛此其常也反此者病三言以虛為常不可見虛之不為病乎三言反此則病不更見不虛之即為病乎又按通評虛實論曰邪氣盛則實精氣奪則虛而

衰

段

結之曰虛則可治實則死蓋病以邪盛為實實之不去最足致虛其曰奪者明乎精氣之非自為虛必有奪之使虛者而始虛也否則盛與衰對若非因奪而虛則何以不曰盛則實衰則虛而必曰奪則虛乎且何以不曰實則可治虛則死而必曰實則死乎人本虛也有盛焉者則實人本不虛也有奪之者則虛兩則字當作如是解而凡經所言實則瀉之及無實實之訓皆可明矣許叔微於此段經文當下一轉語曰邪之所湊其氣必虛留而不去其病則實鄉先輩靈胎徐氏解此句曰其氣之虛固宜補矣所湊之邪不當去耶亦此意也至柯韻伯傷寒論翼序不著撰人名氏妄謂邪湊之為氣虛

者謂邪乘腎氣之素虛而傷之則治傷寒偏打下虛人之謬且足爲談夾陰者樹其幟此必非韻伯意也縱言至於斯未知與足下詁經之意有合焉否恨生也晚不及奉教於停雲樓中也

答陸曦叔問經月不寐書

曦叔足下不寐者經月矣豈小病耶屬擬接服方並詢以不寐證共有幾種其最淺者爲胃不和則臥不安其最大者則心腎不交而不成寐子松深於易者也宜其以天地交天地不交水在火上火在水上之辭爲否泰既未濟作通卦驗而所檢用之磁硃丸獨遺神麯則心爲嬰兒腎爲姹女而不得

麴 陷 秫 胃

入脾之黃婆為之媒合即嬰姹亦終不和此交通之媒所以全在神麴一味若以為尅脾而舍之將并胃亦不得而和矣何以使卧之能安也靈樞邪客篇衛氣晝日行於陽夜半行於陰行於陽則陽氣盛陽氣盛則陽蹻陷不得入於陰則陰氣虛陰虛故目不瞑治之以半夏秫米湯覆杯即卧此以陰陽一通其卧立至半夏秫米亦不過和其胃而已然此數味服之已多何以卧仍不安即可見病之不僅在是矣此外則有膽虛不眠膽熱亦不眠者利叔檢得之酸棗仁只治膽虛未足以清膽熱固知堆書滿案按圖刻舟於病未必不盡合也僕則獨以為膽之熱者以近日肝火旺盛素不作疾言遽色

毋

而今乃多怒若此謂非乙木之不戢即甲木之不清乎肝與膽相表裏卧則魂舍於肝今之不寐而神魂若顛倒者魂不歸於肝也鄙意倣許學士珍珠丸法用珍珠母一兩臣以龍齒犀角各如其數之半佐以參茯歸地棗柏二作又遞減之使以沈香薄荷各少許作為湯液珍珠母為涼肝要藥龍齒與肝同類可以安魂犀角兼清心熱賴以安神而沈香以降逆上之氣薄荷亦養育心神之品治相火以安君火正與交通心腎之説不甚相懸木平則不侮土亦何嘗不可以和胃耶責愚如此惟足下圖之秋水潭中少舟楫明朝放櫂來相迎當與楊陳兩君子作半日談也

悉階為采峯之字見蘇州府志

尋聞其服此方而神大倦及三服後一卧三日病遂以愈
不誠如經所云一劑知二劑已耶卧幾及三日者久不游
黑甜鄉樂而忘返也近有知醫者亦以不寐啇投桂附余
以芩連柏梔兼進石膏而愈尚能見信幸哉

與葉丈調生論劉辰孫温熱病書

損書及詩賜題拙著花近樓小草推許過當竊滋媿矣辰孫
自五保河來游滬上舍於夫巳氏之以醫名者車馬喧闐其
門若市而辰孫一室灑然筆牀研匣仍得閉户著書致足樂
也惟常有小病夫巳氏為之處方已與病情不甚合及今得
温熱病乃傷寒中之陽明也脉得浮大為葛根芩連證夫巳

鞭

氏認以為太陽病而用桂枝以其在夫己氏也未便過而問馬但勸其少服藥耳初六日丈親臨敝寓挾以偕行因感丈意之深復切友朋之念不肯不往往而為處白虎加味以其脉之滑數為陽盛故也服此病當解未服而反以陰虛為辭藥則元參麥冬生地石斛於是熱益壯神漸昏至初八日又迫丈命再往診之則潮熱已作手肢漐漐風動疑其病已入陽明府按其腹堅滿實鞕具詢其僕已十日不更衣而脉見沈數尚非燥屎而何治之以承氣湯或尚可轉危為安乃夫己氏歸以其神昏遂投犀角且曰伯仁由我死可矣何必有人相助耶自是聞暹犀外再加珠黃二物及初十日遣伻往省

則神益昏口遂噤表熱轉微風動反靜而知其不能生矣嗟乎仲景之法亡而温病無生理誰知其舍館之定即伏死機哉辰孫精於六書以今中丞辭公欲為其師龍翰臣方伯刻以校讐之役屬之潘瘦羊瘦羊轉以屬之辰孫曾有札記一卷稿尚存中丞處而未錄其副其能求而得之乎其蔚軒詩亦未點定前月上澣曾得其贈詩一律有故山西北雁雲邊之句今雁雲尚杳人琴已亡有太息不置已爾今歲暑氣早來惟餐衛珍重是禱癸亥四月十五日

修於是年之夏以葛根芩連白虎承氣活不相識者十餘人而故友如辰孫曾不得進一匙命矣夫

改用與鄭仲協
論疫書

疫

己

己卯

復葉綬卿問丙寅年土疫書 此篇改用與鄭仲協論疫書

惠書以前陳今秋當有土疫命疏原委敢不再陳管見為足下臨證之助按土疫之作根於甲子甲午兩年並為陽剛土干與戌申辰寅四甲無涉今歲丙寅則根於甲子故獨就甲子言之以甲己合為土運上甲則下己是年少陰司天其在泉則陽明己卯柔土也中運地阜土星抑其上年癸亥天右之寒水不得降為甲子當年之地左寒水不降則上年司天之厥陰不退位而當年司天之少陰亦未能遷正己土之柔不得上合甲土之剛而反以癸亥之司天臨己卯之在泉則上癸下己不相和奉不獨甲失守而己亦失守矣後三年化

脹

為土疫疫者鬱之甚而發也發有微甚甚則當於今歲丙寅
見之微則當於明歲丁卯見之土鬱之發在四之氣蓋以四
之氣為土王時當始於六月初二日卯正初刻終於八月十
五日丑正四刻故於初五日得家書云蘇垣近日多乾霍亂
當即土疫見端未至而至之氣也病則有若腹脹腸鳴脇痛
吐利身重者夫霍亂而見吐利有虛有實若不吐不利之霍
亂轉筋腹皮急腸痛如絞則有實無虛此每得之飽食之後
外感暑邪惟調陰陽水磨枳實汁探吐之一吐而愈或佐以
挑刮諸法并吞服諸痧藥惟滯在中下則非一服承氣不可
然此皆以治實非以治虛寒瀉溫補兩法固在臨證圓機也

以上並即土疫之根乎甲子者論之而本歲丙寅中運陽水太過法當大水四五月間水勢泛濫所彰診水蠱病十有六七已有明徵水勝則火鬱鬱久必發發必當其王時故當今太徵運中炎歊如此太徵運須七月二十一日始得脫卸當尚有大熱半月餘而月前一交太徵所見即多溼温每倣用蒼朮白虎法取效回想丙午丙辰兩年炎熱並同今歲之熱則三運太徵所致此又當年勝復為病度亦道長臨病所欲知故運及之　丙寅五月子廿九日

道光十三年林文忠公撫吳時有奏報水災摺按十三年為癸巳與三年癸未同為少徵運歲火不及寒乃大行是

誇

年容四運為太羽宜有水灾至十一年辛卯大水則大運少羽廿九年己酉大水則歲土不及無以制水而客三運亦少羽羽於五音屬水水灾既不免於太羽亦不免於少羽則歲運之不及太過固釐然不爽矣

與徐文治伯論種子書附詩志喜

丈以七十生兒亦古稀事適文孫先舉一雄遂得曾孫讓乳叔祖句誇示同人詩為佳句事亦佳話也前年坎離丸之獻丈曾以不事温腎為嫌今果以此育麟則其效居然可覩不當為丈細剖之并為世之求子而信服辛熱者告乎世傳種子方多矣類皆彙集大辛大熱佐以固澀之品作助陽説

衰

者不審知釜底添薪適以煎熬津液即有子亦多不壽此丹溪所以有秦桂之誡也凡求子者每在中年以後而內經明言人年四十而陰氣自半也起居衰矣則其衰也明在陰而不在陽以陰之衰而助其陽陽得助者陰益衰矣試問中年後人當補陰乎當補陽乎而況其在老人乎經又云人年老而無子者何也岐伯曰丈夫二八腎氣盛天癸至故有子七八腎氣衰天癸竭故無子經又云年已老而有子者何也岐伯曰此其氣脉常通腎氣又有餘故身年壽而能有子由此觀之天癸者壬癸之水天一之真水也腎者主水腎氣之盛腎水之不虧也水虧則氣脉不流利然則年老而無子者將補

袁

水乎抑補火乎丙年七十之居然生子不即可推而知乎夫右手常顫右脉長垂尺澤凡六部之脉以左尺之水生左關木左關之木生左寸火即以左寸回應右尺之火生右關土右關之土生右寸金而金又下生左尺之水循環無端生生不已丈之氣口脉其大倍於人迎非火有餘而水不足乎是不當壯水之主以制陽光如王太僕之所言乎曾記上年服藥逾月覆診得兩尺均調是即水火之既濟也只論老年治法亦不當如是耶坎離丸者山右閻誠齋觀察取作種子第一方最易最簡最為無弊若導生八歲云云皆道家言正無足取衷了凡曰天地生物必有絪縕之時萬物化生必有樂

粤慶

育之候此易理所以通於醫也楓江漁父圖冊勉成七古一
章適兒子潤庠自郡來省命其繕寫並大著粤游草奉繳湯
餅之會期在何日當一詣南溪草堂飫領麈教也
坎離丸為紅棗黑豆等分紅棗色赤入心取其肉厚者蒸
熟去皮核黑豆色黑入腎即大黑豆非馬料豆也不落水
手搓之令皮亮用桑葚汁浸透亦於飯鍋蒸之蒸熟再浸
再蒸二味合擣數千杵令如泥糊為丸或印成餅隨宜服
食亦能烏鬚髮壯筋骨以此種王其胎自固而子亦多壽
隨園老人服之而得阿遲者即此丸也壬午夏曾以此方
損徐侍郎頌閣入之便賤驗方中世之專事補陽而用疏

附輩者慎不可從如果陽道不舉不能堅久精薄無子還是鹿茸尚為血肉有情之品然亦須同二冬二地及黄柏一味大補其陰則男婦皆可服也此亦誠齋之説也

七答

客問於余曰子言陽明定為實熱然傷寒論有曰胃中虚冷者攻其熱必噦則陽明亦有虚熱且有虚冷虚之與實冷之與熱明明相反其有説乎余曰此尤氏在涇嘗言之矣陽明以有燥屎為實熱故以無燥屎為虚熱虚蓋指屎之未定成鞕言此熱本不可攻攻之必殆清之即安本句當重讀攻字也傷寒者寒水之邪内經熱病首言傷寒從其病變言之則

鞕

曰熱從其病本言之則曰寒凡傷寒論中寒字有時須作熱字看冷字亦然故曰表有熱裏有寒裏有寒者裏有熱也又曰胸有寒胸有寒者胸有熱也陽明之為病胃家實也宋本作胃家寒千金於正陽陽明不曰胃家實而曰中有寒中有寒者中有熱也寒邪至陽明而成熱故言寒（於陽明）者即（是）言熱否則仲景胡為而主以白虎耶後人於表有熱裏有寒白虎湯主之句必改之曰表有熱裏有熱或又改曰表有寒裏有熱以就白虎之治是皆未明斯義者也其實不必改也凡陽明之就寒水言者即是傷寒成溫之始尚在胃未成實之前仲景特於此申明屎未鞕不可攻故曰攻其熱必噦所以然者胃

中虛冷故也是明言冷即熱也又曰胃中虛冷而飲之水即噦是明言冷即水也豈真胃中有與實對待之虛胃中有與熱對待之冷乎余始亦疑之讀書十年乃悟此理

客問於余曰病之有結其在成注太陽病脉證并治法第七篇言之最詳不知何以結之一字至今日而寂無聞焉不幾疑病之本無所謂結乎余曰此正因乎時尚以為無病不虛虛宜補結宜解解結之藥適與補反有大不利於所謂虛者故欲潛廢其解之法遂若惡聞此結之名而凡傷寒論中所有心下支結心中結痛少腹急結熱結在裏熱結膀胱熱入血室其血必結又有陽微結陰微結藏結無陽證冷結在膀

胱闌元而且言結胸者如胸脇滿微結水結在胸脇寒實結胸小結胸正在心下利止必作結胸與夫如結胸狀不結胸反不結胸者皆置弗道豈知結之為病所關甚大病之為滿為悶為痞為閉為熱淤為寒凝者總以解結為治而與補澀滋膩適相背而更相遠蓋以結為病之實非病之虛當夫病之未去直無一不涉於結者奈何令病家絕不知病之有結且不知結之宜解遂不知結一解而病無不去而徒畏虛喜補使邪氣之盛者卒至於精氣之奪也至於內經之言結曰結陽者腫結陰者便血又曰二陽結謂之消三陽結謂之隔三陰結謂之水一陰一陽結謂之喉痺也更謂結之大者尋

漱 从欠

常病中或有多見耳

客問於余曰病之有衄是去病乎是加病乎仲景何以不出方也陽明病口燥但欲漱水不欲嚥此必衄口既欲漱水矣何以又不欲嚥不欲嚥者水耳何以知其必衄余曰傷寒論此一條與金匱同舊注均無的解夫漱之與嚥相去幾何能漱而不能嚥必有其故且以其口之不欲嚥即知其鼻之將有衄又必有故余以為人於口鼻兩竅有不能一時俱閉者初之欲漱為口燥也繼之不欲嚥為竅閉也漱未必閉其口而嚥則口必閉人之將衄其血已壅於鼻若嚥則水又將壅其口此必其鼻之先有[illegible][illegible]而致[illegible]口之不能再壅因即其口

之不能再壅而知其鼻之先有所壅此時也口之燥在欲漱上看出但欲漱在不欲嚥上看出鼻之衄即在口燥上看出而惟能預料其將衄者乃能知其但欲漱而又不欲嚥故曰此必衄也熱盛於經必動其血血見於衄其熱隨解仲景之意微矣而病家見衄必責醫家温散之非醫者見衄亦不知正是温散之效不讀仲景書不知仲景有衄乃解三字而且以為病變也是可笑也

客問於余曰汗法用麻黃下法宜大黃二法俱峻宜用汗下者固不可少而汗多可以亡陽下多可以亡陰此仲景所以有誤汗誤下之大戒乎余曰仲景時之誤汗非麻黃也仲景

時之誤下非大黃也叔和序例曰神丹胡可以妄發甘遂胡可以妄攻外臺原注云神丹者崔氏六味丸用硃砂烏附半夏參苓蜜丸姜湯下甘遂者水導散也用甘遂白芷擣篩水服大抵彼時習用之物三日內必皆發便用神丹三日外必皆攻便用甘遂謂神丹以治虛寒甘遂以治實熱也按傷寒論中一則曰醫以丸藥下之再則曰醫以丸藥大下之劉河間曰古所稱傷寒熱病用銀粉巴豆下之許學士曰丸藥是巴豆小丸子強迫溏糞而下王樸莊公亦曰如深師夬豉丸之類皆用甘遂巴豆等藥所謂大下也況更有燒鍼令其汗及以火薰之以水潠之灌之其誤多端仲景之用芩連石膏也

所以救烏附之誤也仲景之用梔子柏皮也所以救巴豆之誤也故知誤汗非麻黃誤下非大黃而麻黃大黃用失其當亦為誤特未可恐其誤而廢麻黃恐其誤而廢大黃如今日之失汗而又失下耳夫失汗失下弊亦同於誤汗誤下且或有甚於誤汗誤下者病家安能知病之旣作舍此汗下兩法別無可以去病者哉又焉知病之不去只此失汗失下直可以此殞其生哉

客問於余曰仲景於汗下外又有吐法汗下之不可失固已若病而欲使之吐恐更有難焉者故吐法久廢吐其可終廢乎余曰仲景之吐亦非今之所謂吐也今以欲令人吐認作

欲令人嘔寔其難矣不知仲景吐法是吐痰也當時謂痰為飲而飲之原出於水飲之名亦為寒且謂之冷仲景吐法一則瓜蒂再則梔豉於瓜蒂證謂胸有寒者當吐之以痰在膈上也於梔豉證謂病人舊微溏者不可與以痰在膈下也已在下則不可復令上越也論中凡言心下有水氣水結在胸脇水漬入胃必作利冷結在膀胱關元者皆言飲即皆言痰此意惟喻嘉言知之惜嘉言但說痰不說水遂來汪苓友之譏蓋苓友又不識痰之即為水耳夫痰結於中既不在表故不宜汗又不在府故不宜下然則痰惟貴吐仲景吐法謂非吐痰而何後人既不知言寒者即是水言水者即是痰而

搜　溼　升

又誤以古之言吐謂為欲令人嘔此吐法之所由終廢也知此而痰之既不在表又不在府者舍吐其何法乎吐之法不屬之痰而誰屬乎余故知仲景之半夏生姜茯苓皆吐法也吐不定在瓜蒂也即後世之萊菔子白芥子輩亦吐法也吐法實未嘗廢也

客問於余曰吐不必定為瓜蒂則汗亦不必定為桂麻此外表藥正復不少而何以失表者如此其多也余曰世無所謂表藥也藥借病用者也有表證而凡可用以解表者皆得稱為表藥荊芥防風以其能散風寒也而謂之表藥羌活獨活以其能追游風搜伏風且能以風勝濕也而謂之表藥升麻

柴葛以其能升清陽起陰氣藁本蔓荊以戴頂者上惟風可到也而謂之表藥他若香茹清暑氣藿香逐穢氣白芷除眉稜骨痛川芎秦艽能入血而活絡與夫紫蘇葉之祛寒薄荷桑葉之泄熱是皆可以解表故皆名為表藥豈得以不可發汗一語而廢麻黃者因而盡廢之哉況以芩連石膏滌經熱而表解大黃芒硝撤府熱而表解則白虎承氣即是表藥更有陽虛不能解表而以人參附子作其汗陰虛不能解表而以人參歸地化其汗則參附歸地亦皆解表藥矣此即余藥借病用之說所以麻黃發表而入之定喘方中即不汗柴胡達表而入之疏肝調經劑中即與表分無涉皆此理也人惟

於荊防以下皆謂為表藥而於無表證者不敢用且於有表
證者亦不敢用病其庸有豸乎
客問於余曰世以養正邪自除邪去正乃安謂是養其正則
邪去而正安然則凡有邪者養正顧不重歟余曰句中一自
字一乃字非虛設也夫病豈有純虛無邪者因其正之虛而
邪干之如所見之邪果由正虛不達則宜清金宜建中宜安
神宜滋水涵木宜壯水之主益火之原惟此補之一法徹乎
始終喘亦補脹亦補滿亦補多痰亦補食不化亦補五藏六
府十二經無往不用其補者何也補其正始足以敵其邪凡
在正虛而邪不達者若再用逐邪之藥則邪不除而正益傷

惟不事逐邪而專力於補補力既足邪自然去故曰養正邪
自除也此乃虛不達邪之證反是則不名為虛而名為實實
者邪也是為當去之邪何謂當去蓋以有邪不去即未有不
傷其正者故宜消則消宜散則散宜攻則攻宜伐則伐以消
散攻伐者去其邪始足以保其虛若既有邪在而徒畏虛喜
補補虛則不足留邪則有餘即不議補而當消散不消散當
攻伐不攻伐邪一日不去則正一日不安故曰邪去正乃安也
自字宜輕讀乃字宜重讀也斯二者如霄淵之相隔若冰炭
之懸殊夫豈得於邪方盛時輒以養正為言哉

余於朋舊周諮諸生問難時有裁答久不省為誰發而與

青浦胡生紫瑜嘉定印生雪鴻言者居多胡生同客於梨川印生同客於漢上相處最長其質難亦不僅止於是會稽沈生少牧錄余舊論亦最多彙此七章聊記一時晤對云爾

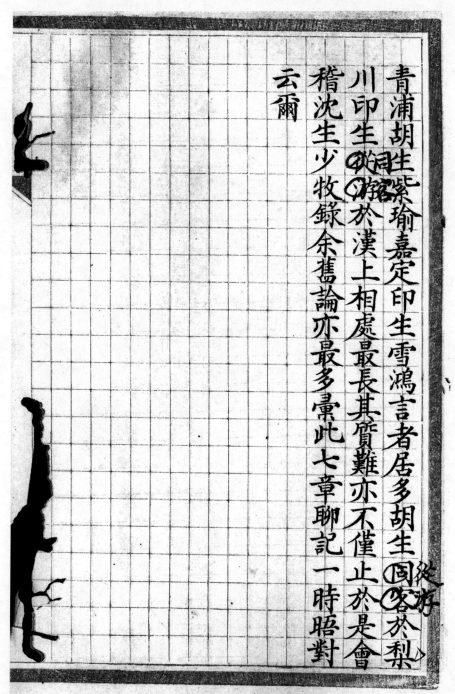

卷十五之十六

世補齋醫書三易稿

連

世補齋醫書　文十五

壻歸安沈彥模子範

元和陸懋修九芝著　受業　羅山方爾軫坤吾

溧水濮賢慈雲依　參校

子　潤庠鳳石

答袁生上池問外感六因

余既為袁生說六經為標六氣為本之理而生又以外感六因問生之意謂風暑溼燥寒自是外因而火之所以為外因者何在豈以為疑則以前人於火之一因又置略而弗道故

涇

幾不知六因之有火耳内經兩言寒暑燥濕風此論天時不論人病故不及於火而為五至具言百病之生皆生於風寒暑濕燥火則始以病之變化言故并及於火而為六人身三陰三陽上奉天之五氣以加臨地之五行天之五氣暑分為火則為六地之五行火分君相亦為六此所以共為六因而氣交之病未有不因此六者韓飛霞所謂五藏皆有火平則治病則亂者即此火也人則以為四時之邪無不感受於外火則從何感受而亦若自外來耶夫言四時之序春為風夏為暑長夏為濕秋為燥冬為寒皆有外因火則本為内因本非外因然以風暑濕燥寒感之於外火未有不應之於内者

則在内之火即此在外之五者有以致之蓋此火為人身自有之元陽不病則為熟腐水穀之火一日不可無之火也經云風以動之暑以蒸之濕以潤之燥以乾之寒以堅之而火以温之者是也病則為劫奪津液之火一日不可有之火也經云風勝則地動暑勝則地濕濕勝則地泥燥勝則地乾寒勝則地裂而火勝則地固者是也不可無者此火不可有者亦此火經故無不以六者並言之而及其論病則獨言風寒在外燥熱在上濕氣居中而火但曰游行其間且但言風勝則動寒勝則浮燥勝則乾熱勝則腫而并不及於火蓋以五行之常不為大病火則病大而後有之偶感風寒隨即消散

火未及病病不因於火也不消散而游行之火至此而勝病即因於火矣經言風寒客於人使人毫毛畢直皮膚閉而為熱此熱即因於火輕為表熱重為裏熱輕則漬形以為汗而曰當是之時可汗而發重則少火之氣壯而曰火淫於內治以鹹冷言火之淫於內自非火之感於外矣然既因感而為火因火而為病則火雖病於內而火之所以病則由於外此所以言病之因必當併火計之而為六且以見消散之而不愈者其病必因於火故六因所重正在此一因也人惟略此一因遂於五因外之因火而病者不知所以為治嗟乎火之一因仲景知之矣病在太少火之未病僅為中風傷寒病至

陽明火之既病即為濕温温熱所以傷寒論陽明經病多屬於火所以傷寒論陽明經方皆以治火奈何泥此傷寒兩字於仲景書所用清法凡足以治火之因者皆若未之見也此温病熱病所以皆失其治而即無以辨風寒温熱之所由分也彼以陽明認作土敗者直并發感六因之不解耳

旨大論以火燥寒風熱溼為本本者六元本始之氣也以少陽太厥少太為標標者六經標著之氣也以上本下標之中見者為中氣中氣者人身藏府表裏互相為絡之氣也經之言氣則曰有從本者有從標者有不從標本者經之言病則曰有生於本者有生於標者有生於中氣者經之言治則曰

少陽太陰從本少陰太陽從本從標陽明厥陰不從標本從乎中也啓元子解之曰少陽之本火太陰之本濕標本同故從本少陰本熱標陰太陽本寒標陽標本異故或從本或從標陽明之中太陰厥陰之中相火標本與中不同故不從標本從乎中其言標本固所易曉而於從中之治則言其所當然尚未言其所以然也余謂六經既各有中氣何不可從中治陽明厥陰既各有標本亦豈無從標本治者胡獨於陽明厥陰必從中治耶蓋經既言病言治則治必因病而施彼四經之病不生於中氣則治不必從乎中惟此陽明厥陰兩經則有生於中氣之病故有必從中氣之治試就各經論之少

陽相火火為其本太陰溼土溼為其本火陽也而少陽之經亦陽溼陰也而太陰之經亦陰既有火與溼之本在則標從本化而中之木與火同氣中之金與土相生則中氣亦從本化故從本治不從標治亦不必從中治也少陰太陽一為本熱一為本寒本之熱同中陽中之寒又同標陰本之寒同中陰中之熱又同標陽中與本同而標與本則異中與標同而本與標則異故或從本治或從標治而亦不必從中治也獨至陽明則本燥標陽而中為溼厥陰則本風標陰而中為火本與標既不同而中之火何以見於厥陰中之溼何以見於陽明則人皆忽之而不知病既生於中氣治即不從標本故

下接答雲依問

有必從乎中治者若火但見於少陽則治少陽之本溼但見於太陰則治太陰之本以其病生於本也若厥陰而以中之火病則必從中氣之火陽明而以中之溼病則必治中氣之溼以其病生於中氣也不講內經中見之旨何由知厥陰風病之有火而陽明溫病之有溼哉余於風寒溫熱多所發明而於溼溫之論猶有闕焉二子曰然則溼而見爲寒溼則治太陰溼而見爲溼溫必治陽明余曰得之矣其爲方也當是蒼朮白虎之類乎余曰得之矣

答雲依問內經諸治法

濮生雲依以内外反正逆從諸治法爲問是皆在内經至真
要大論中所云外者外治内者内治正者正治反者反治逆

治

者正治從者反治微者逆之甚者從之逆正順也若順逆也者當即以經解經為吾子一一明之如陽虛則外寒陰虛則内熱陽盛則外熱陰盛則内寒此病之内外有異同之分者也從外之内者治其外從内之外者調其内從内之外而盛於外者先調其内後治其外從外之内而盛於内者先治其外後調其内此治之内外有標本之異者也如陽勝則熱陰勝則寒是為正病治寒以熱治熱以寒是為正治重寒必熱重熱必寒是為反病諸寒之而熱者取之陰諸熱之而寒者取諸陽是為反治此正者正治反者反治之說也如陽病治陰陰病治陽藥似與病相逆卻是正治之法通因通用塞因

塞用藥似與病相從卻是反治之法此逆者正治從者反治之說也病之微者發表不遠熱攻裏不遠寒其病尚微逆之即愈逆即正治也病之甚者奇之不去則偶之偶之不去則反佐以取之其病既甚從之始愈從則反治也此微者從之甚者逆之之說也如重陽必陰治當以寒重陰必陽治當以熱外雖若逆而中則順逆之正所以為順也寒極生熱而再治以熱熱極生寒而再治以寒則外雖若順而中則逆順之則未有不逆者故曰逆正順也若順逆也是即可見逆為正治而順為反治也凡此諸法內經且屢言之如有邪者漬形以為汗其在皮者汗而發之邪之新客進而瀉之此外治也

其高者因而越之其下者引而竭之中滿者瀉之於內此內治也發腠理致津液通氣開鬼門潔淨府去菀陳莝與夫身汗得後利則實者活此內外交治者也是皆為正治逆治之法其曰治熱以寒溫而行之治寒以熱涼而行之治溫以清冷而行之治清以溫熱而行之是亦反治從治之法惟病可正治者真形易見人所共曉病須反治者假象難明人都莫辨則於寒熱虛實之真假兩途知之為尤要矣先以寒熱言之真寒則其脉沈或微弱而遲所見之病無非寒象真熱則其脉浮或滑大而數所見之病無非熱象此為真病逆而治之固無可疑獨至陽證似陰火極似水乃熱極反兼寒化而

脉亦沈伏者則真熱假寒即陽盛格陰也陰證似陽水極似火乃寒極反兼熱化而脉且浮散者則真寒假熱即陰盛格陽也此寒熱之真假宜於反治者也再以虛實言之則至虛有盛候反瀉則殆如除脹滿之當用人參者是大實有羸狀誤補益困如止瀉利之宜用大黃者是此虛實之真假宜於反治者也故經又曰伏其所主而先其所因先其所因者求病之由伏其所主者知病之本也素問所垂治法多矣人皆謂是無方之書我知其為有方之始惟自天元紀以下七篇後人以其皆論運氣遂若與治法無關棄置焉而弗道豈知治病之法盡在此七篇中而至真要大論尤有關乎治要

者乎由是以求仲景所以撰用素問者於桂麻膏黃之治有内外於陷胸承氣之治有微甚於瀉心之用芩連而佐以乾姜白通之用姜附而佐以膽汁者有反正於烏梅丸復脈湯之寒熱並用諸加炙草方之虚實兼到者有逆從仲景之聖亦惟取法於内經而已則苟欲治病内經固不可不讀而苟得其解則内經正不難讀也岐伯曰知其要者一言而終不知其要流散無窮意在斯乎意在斯乎

答坤吾問傷寒傳經為熱直中為寒

坤吾比部來游吾門而秋曹政繁未暇旁及余亦慮無以為坤吾益也日者以人稱傷寒之病在三陽為傳經在三陰為

直中傳經為熱直中為寒則是三陽皆熱證三陰皆寒證矣貽誤來學豈細故哉願以一言為請余乃為之說曰凡病自太陽來者即至三陰皆為傳凡初起即見其經證不始太陽者雖在三陽亦為中攷之於經無不可曉後之模糊影響皆坐不熟經文故耳素問熱病論傷寒一日太陽受之至六日厥陰受之熟玩受之兩字知是病及其經不是其經自病凡所謂逆經傳循經傳越經傳亦有首尾傳者皆傳經也靈樞病形篇邪之中人也無有常中陰則溜於府中陽則溜於經所以經又云或中於陽或中於陰而尚不知三陽之亦得云中乎況經又分言之而曰中於項則下太陽中於面則下陽

陰

明中於頰則下少陽具中於膺背兩脇亦下其經中於陰者常從臂胻始蓋以太陽行身之背陽明行身之前少陽行身之側而太陽則主四肢少厥又從太陰而入故也是以傷寒論太陽之頭項強痛項背強几几為中項中背之別陽明之舌乾鼻燥胸中有熱為中面中膺之殊少陽之兩耳無聞脇下鞕滿為中頰中脇之異太陰之四肢煩疼手足自溫少陰之手足寒厥陰之諸四逆厥者為中臂中胻之分中即傷也太陽傷風何以亦名中風豈不亦為直中乃以邪入三陰遂若定為寒證如朱肱活人書云云者是未明乎三陰三陽乃經也非證也證則三陽亦有寒證三陰儘多熱證也不然而

傷寒論於太陰亦有大黄證於少厥亦有白虎承氣證者果胡為者耶且於太陽即用真武湯於陽明有用四逆湯者又胡為者耶明乎六經之皆有傳經皆有直中則為熱為寒豈可論經而不論證哉然此尚不過人云亦云已爾余則以為六經之傳變本是六經之氣化本不是手足之六經如太陽陽也而太陽之氣化為寒水則太陽本不是熱少陰陰也而少陰之氣化為君火則少陰本不是寒自氣化之說亡而傳足傳手之論起六經傳變寒熱遂淆今日之六經全非先民之六經矣吾子此問吾道之幸也

靈樞云邪雖入於陰經而藏氣猶實實而不能容客則還入

於府此即中陰溜府之義也此義亦久亡矣

再與雲依論中陰溜府

前以傳經直中與坤吾言之既詳而中陰溜府之義尚未有所闡發今再與吾子剖之人之但知中陰者既若三陰證皆當温人之不知溜府者又若三陰證皆可下則以彼於藏府之府表裏之裏皆異於古所云亦不同於吾所聞耳趙養葵醫貫言傷寒邪熱入於胃府若以六味地黄丸大劑與之何至傳入少陰為燥實堅之證六味丸之謬人所共知且反説成中府而溜於陰顯背岐伯之訓而於仲景所謂陽明居中土也萬物所歸無所復傳者亦全無理會夫豈能知病苟入

胃得為下證即無死證而自陰溜府之更為可貴也哉若傳
青主書亦以胃實一證屬之三陰必非出自徵君之手而為
晉人鈔本沿趙之訛妄加以亂真未可知也其有不知府獨
言胃裏獨言府而反說成三陰為裏裏始當下者成無己也
成云三陽受邪為病在表法當汗三陰受邪為病在裏法當
下則竟以裏屬三陰而推三陰為可下矣又有不解內經未
滿三日可汗滿三日可泄之義本只三日並非六日而反說
成三日為陽三日為陰者劉河間也劉云傷寒熱病前三日
太陽陽明少陽受之熱壯於表汗之愈後三日太陰少陰厥
陰受之熱傳於裏下之愈則以三日為六日而滿三日即為

三陰矣於是馬宗素遂有三陰證者其熱在藏藏為裏裏為陰陰當下之説并有喻嘉言病至三陰則舍大門近寢室便當大開後門使從大便出之説此皆不問溜府與否直若傷寒熱病惟三陰有下證且非三陰無下法者夫仲景下法皆為府證皆謂為裏蓋與表對舉則曰裏與汗對舉則為下下法固獨為陽明熱病設也洵如諸家之説何又與彼所謂三陰皆寒三陰皆當温者不自顧其矛盾耶此無他一誤於藏府之不分再誤於表裏之無別先以藏府言之内經於六府亦稱藏如十二藏相使十一藏皆取決於膽又曰三陽經絡受病未入於藏可汗又曰治之各通其藏脉者其言藏也蓋

言府也此則藏府之府也膀胱為太陽府胃為陽明府膽三焦為少陽府凡本經之表以本經之裏為府此則經府之府而非藏府之府也內經之於胃又但稱府其曰邪雖入於陰經藏氣猶實邪不能容還之於府府者胃也王安道熱鬱不得外泄遂還裏而成可攻之證裏亦府也即胃也此則中陰溜府而為藏府之府也若夫表裏之裏則更處處不同其府為表藏為裏者言五藏六府相表裏也三陽為表三陰為裏者言手足十二經相表裏也就陽明指太陽為表就太陽指陽明為裏者言太陽陽明兩經相表裏也太陽以陽明為裏而陽明之經又以陽明府為裏者言陽明一經之經府相表

裏也其不同處皆跟各處上文而來府字之不辨遂并裏字而亦昧之於斯二者旣明下法自然不誤仲景所謂堅滿燥實於陽明三言急下者為太陽徑入陽明府之證所謂諸四逆厥不可下之者為三陰未入陽明府之證所謂厥應下之且於少陰亦三言急下者為少陰已入陽明府之證蓋以六經固皆稱府三陽各自有府而胃為六府總司乃獨得以府稱也是知岐伯之言中陰則溜於府者即此獨得稱府之府即此獨有下法之府正可由此以明中陰而不溜於府者則為藏寒而必用溫法之陰非即藏實而可用下法之陰奈何諸大家皆不解府之為胃直將三陰可溫之裏視同陽明可

下之裏不待三陰之溜府輒謂三陰之可下哉惟解得三陰非當下之裏解得胃府為裏之當下則下也府也裏也皆於是乎可明而所恃者則惟靈樞中陰溜府一語初不料凡屬大家竟無能道此四字者而僅有一慈溪柯氏獨於論翼中引此一段經文也願吾子以余言告坤吾庶後有疑及下證何以屬三陰三陰何以有下證者得余言而知藏府表裏之必先分曉也至别有自號大家而云縱有下證切不可用下法獨言之於陽明府證者則非余所知矣

陰陽偏勝治法不同示雲依

人身之陰陽得其平則不病偏勝則病故有陰虛之病其甚

十六

者火且旺有陽虛之病其甚者水且泛有陰盛之病其甚者且格陽有陽盛之病其甚者且格陰人之言曰陰虛者補陰而陰不虛陽虛者補陽而陽不虛陰盛者補陽而陰不盛陽盛者補陰而陽不盛陰陽有對待之觀治陰陽者自當作平列之勢余則以爲陰虛而致火旺陽虛而致水泛自應平列其治獨至陰盛陽盛兩證其勢而有不能平列者蓋陰盛之病陰不自爲病也凡陰所見病之處必其陽所不到之處故陰盛無消陰之法而但有補陽以破陰之法補其陽始足以敵其陰也若於陽盛之病則有不能補陰以敵陽者矣蓋陽而傷陰必先令陽退而陰乃保凡在補陰之藥無不膩滯而

滿中滋陰則不足助陽則有餘故陽盛無補陰之法而但有伐陽以保陰之法伐其陽始足以存其陰也於何徵之徵之於仲景方而已仲景之治陰盛也有真武四逆之薑附焉仲景之治陽盛也有白虎承氣之膏黄焉試觀一百十三方何絶無養陰以退陽者乃即以仲景之不養陰以退陽而別製仲景法外之劑豈知仲景於少厥之陽盛尚有承氣白虎之法而況其爲陽明之陽盛乎推原其故則以世之目爲陽盛者乃陰盛而格陽看似陽盛實是陰盛又其所謂補陰而陽不盛者乃陰虚而陽亢看似陽盛實是陰虚至以陰盛陰虚兩證皆目之爲陽盛而遇真是陽盛之病遂皆作陰盛陰虚

十三

觀且置陰盛不言而但作陰虛觀矣故欲明陽盛之治必先將陰虛陽亢陰盛格陽之近似乎陽盛者别而出之然後陽盛之真面目乃見見得陽盛之真面目而尚疑陽盛之亦可補陰養陰之亦可退陽者未之有也陰陽偏勝其治法之不同有如此者

再以陰虛陽亢陰盛格陽兩證觀之而歧之中又有歧焉陽之亢陽之格從其外而觀之不知者方以爲皆是陽病其知者亦僅謂皆是陰病然其病也一由陰虛而來一由陰盛而來陰雖同而陰之虛盛則相反故凡陰盛格陽之病仍作陰虛陽亢治之不補陽而反補陰鮮不殆者若更

藥

以陰虛作陽盛更以陰盛作陽盛尚足與論陰陽哉況復指陰作血不識陰陽皆以氣言所以補陰之藥大半皆補血之藥因更以補血之藥認作可以退陽之陽口中言陰意中實是血也醫者言血病者實是氣也如之何如之何至於何等藥是養陰何等藥可以退陽何等病可講養陰何等病必先退陽者則惟問諸仲景可耳

實火虛火陰火總論示雲依

傷寒病中陽明實熱張介賓所謂果有火證火脈者也人於此證獨名之為實火人於此證而外凡有火證則皆名為虛火余則以為陽明之熱固是實火而論火之實則雜證中自

十四

有實火之病正當除此陽明熱而分火之虛實甚非可以雜證之火概目之為虛火也病機十九條凡明言屬火者五而其言屬於熱者亦火也即其言屬肝與心者亦火也凡此皆雜證皆為實火治此火者仍當取用芩連梔柏膏黄犀羚龍膽之屬自夫人概作虛火論而雜證中實火治法遂因之而廢矣除此實火之外則有虛火如經云一水不勝二火二火者君相之火也一水不勝五火五火者五志之火也即經所云少水不能滅盛火而陽獨治陽獨治者不能生養之火此火即由陰虛而來者也凡此則非實火而為虛火治此火者方可用二冬二地二胡及元參石斛茯苓龜板鱉甲之屬自

夫人以此等藥入之陽明熱證中而於陽明實火治法亦因之而廢矣傷寒有實火絕無虛火雜證有虛火亦有實火人惟不審傷寒無虛火又不審雜證之有實火而治之皆失其道耳火者何人之元氣也即少火之氣也無病則少火之能升能降者化爲津液病則氣鬱而升降失其常非惟不化津液而反因奪其津液則少火變爲壯火壯火即爲實火矣久之而實火之不去者又變爲虛火矣此則實火虛火之所由來也若夫虛火實火之外別有一種陰火者則不予人以易見故即爲人所罕言此爲龍雷之火不燔草木得雨而熾即陰盛格陽之火亦即陰極似陽之火經曰重陰必陽火之最

大者也陰火之爲物也其見於木華海賦所謂陽冰不治陰火潛然者與論衡人言海中遇陰晦波如然火以物擊之迸散如星當即是海賦所言也火而如洱海水面火高十餘丈河間爲九河故道鈎盤鬲津間天雨則窪中汪洋成巨浸夜見火光吳楊隆演稱唐時尚書濬東塘楊林江水中出火可以然物須水上西山有火井井出五色煙西蜀亦有火井且多温泉冀北之地亦有温泉此皆以水生火並足爲陰火之證但若釀酒自燒積油自焚蝦蚌夜光熠燿宵行爲物甚衆有此而於大兵之後野有青燐其爲陰火也不更爲身經親火者曾經目擊者乎此則既非實火又非虛火而獨爲陰盛

之火其於病也甚則面赤戴陽除中能食手足躁擾欲入泥
水中坐或譫語用大辛大熱之劑一劑可以回陽藥則薑附桂
也麋鹿茸也甚則烏頭側子斑蝥硫黃之屬也自夫人仍作
虛火治或反作實火治而雜證中之陰火獨宜從辛熱法者
又因之而廢矣所以然者一誤於實火之始輒作虛火治而
曰滋陰降火再誤於虛火之末忽作陰火治而曰引火歸元
終誤於陰火之潛然者絕不知有北方元武坐鎮水邪迎陽
破陰導龍歸海之法如讀律然誤解例意如作文然錯認章
旨如賦詩然失調平仄如拍曲然脫卻板眼不知者看若無
甚關係耳苟作箇中人則毫髮不容假借由是以論三者之

十六

火直無一兩可矣蓋此而能洞若觀火者誰哉則能之
陽為陰逼陰虛陽亢兩病合論示子範
余既成實火虛火陰火總論女夫沈子子範讀而問曰昔之
善用升柴以散火者莫如東垣善用知柏以降火者莫如丹
溪而人皆非之其非之者是歟抑非之者之亦非歟余蓋而
不有則以沈子固心識是非者而必欲得余一言以定是非
則余正有不得不言者矣東垣之用升柴及羌獨輩也所以
治陽為陰逼之一病也或寒濕久淹陽氣下陷入陰或過食
生冷抑遏陽氣於脾土中陽不得舒則治宜升陽東垣之意
誠是也而汪訒庵於升陽散火湯存其肌熱表熱骨髓中熱

熱如火燎捫之烙手多因血虛得之之枋(柄)此則宜降之火豈
是宜升之火於是而東垣之升柴非矣丹溪之用知柏及龜
板等也所以治陰虛陽亢之一病也或以陰易虧難成故陽
常有餘陰常不足或以陰虛生內熱故坎中真陽飛越於上
陰之既虛則治宜滋陰丹溪之意誠是也而戴九靈為丹溪
立傳謂其有雷非伏龍非蟄海不附於地則動之說此則陰
盛之火豈是陰虛之火於是而丹溪之知柏非矣血虛生熱
原非東垣升陽之治而後人乃以東垣之升柴治血虛則是
後人之非非東垣之非也人以訒菴方枋(柄)疑必是東垣手訂
之書則直非東垣而已陰盛格陽原非丹溪滋陰之治而後

十七

人乃以丹溪之知柏治陰盛則是後人之非非丹溪之非也人以九靈立傳疑必是丹溪心得之語則直非丹溪而已夫陽爲陰逼之病只見有陰不見有陽者也東垣而後無能道之者矣而動稱滋陰降火者反於此競用陰藥非東垣所及料也陰虚陽亢之病只見有陽不見有陰者也丹溪而後人盡能言之矣而忽稱引火歸元者偏於此欲用陽藥非丹溪所及料也陰陽兩端混淆無别如此病人不能自言也不能自言而尚可安於不知乎若以火勢燎原捫之烙手之説移作丹溪滋陰降火之治則正相合若以龍雷升騰陰霾四合之説認作丹溪滋陰降火之治則正相反此所以陰陽虚實

四字必當知有四證而可獨賸陰虛一證乎哉東垣之十書王宇泰吳勉學多取他人書雜於其內本不是東垣原本丹溪之心法楊楚玉王季瓛多取他人方附於其間亦未必盡丹溪原本也東垣為易水高弟丹溪得太無真傳自應各有至理今所傳李朱諸書真是耶其非耶余不得而知之矣人於時邪病不分傷寒温熱瘟疫於雜證不辨虛火實火陰火故時邪無治法雜證亦無治法以所傳古人醫書半為後人妄增妄改末由取法耳紀文達公嘗謂庸妄書賈取盈卷帙往往假託有醫名者之言流傳於後最足誤世即如東垣丹溪之書其可疑者正多得此洗刷庶見廬山

十八

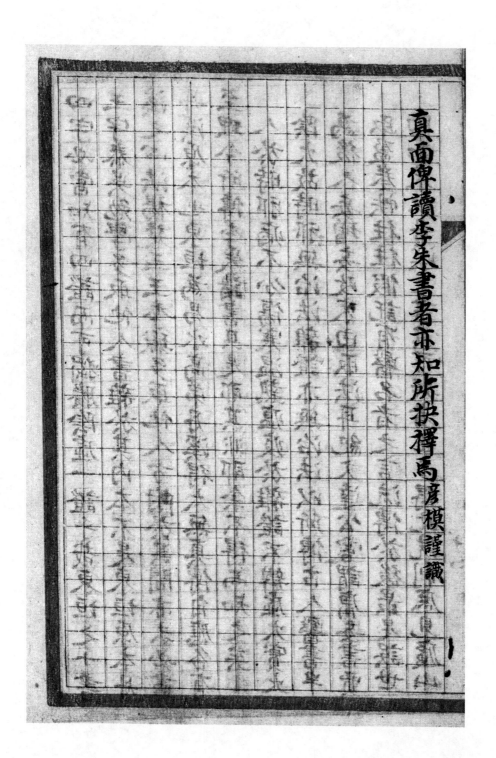

真面俾讀李朱書者亦知所抉擇焉　彥模謹識

世補齋醫書　文十六

元和陸懋修九芝著

壻歸安沈彥模子範
受業羅山方連軫坤吾
溧水濮賢懋雲依　參校
子潤庠鳳石

下工語屑

醫之為道莫要於不使病大不使病大莫要於先分虛實虛實之不分則一錯到底

凡為醫者必先論其見地之明昧然後可論其手法之高低

果能於病有見到處則動手自有準對即使當時尚未極高明他日必為良醫

臨病人於儆頃使處湯劑何敏捷乃爾要惟有定識於平時乃克有定力於片刻

書本不載接方以接方之無定也然醫則全在接方下見本領

學醫從傷寒論入手始而難既而易從後世分類書入手初若甚易繼則大難矣

六經之病以證分於讀書時先明何經作何證則於臨證時方知何證為何經病若不告以我病在何經也故必先讀書

而後臨證乃能明體達用

六經要分看又要合看總以胸中先有六經之病然後手下乃有六經之治

病有必待問而知之者安得以不問爲高即如脈以合病而病者之於醫但令切脈夫寒熱表裏此可以脈得之然一脈關數證得此脈矣所病之證仍不能以脈知也故醫者不可以不問病者不可以不說

病有本不是一劑可愈者用藥亦不必重病有必須一劑藥建功者用藥則不可輕輕則藥不及病而反滋惑

石膏不可煅煅則如石灰不可用矣非生者重煅者輕也

太黃生者是後陰氣者但是前陰亦非生者重而氣者輕也
承氣法加朴硝以助之是欲其舉重若輕
重病以領出死關引入生路爲事病在關內朝夕可以有變
出得此關病雖未愈無死機矣豈以復舊爲愈哉
內經無論真不真總是秦漢間書得其片語即是治法傷寒
論無問全不全苟能用其法以治今人病即此亦已足矣後
學能識病全賴此數書彼以此要諸僞書之列者自矜博雅
不自知其與病人爲仇也
傷寒論注以成無己爲最先金匱注以趙以德爲最先趙氏或
云宋人或云明人其里居不可攷要皆爲必讀之書

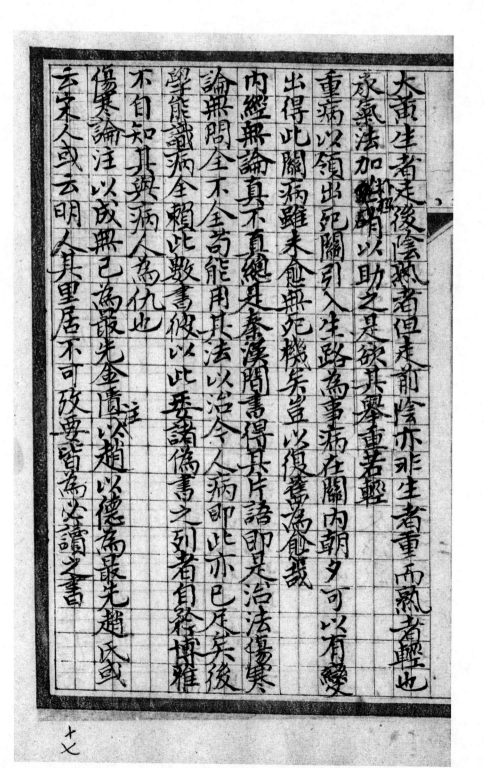

注傷寒論者明時已有五十餘家今則百餘家矣其篇次各
不同欲得傷寒論原次必要讀千金翼
張劉李朱金元四大家也張謂戴人與之[illegible]主自李士材以
張爲仲景而仲景於是卑矣
運氣之學壞於馬元素之徒至以其年生人於其日得某病
當用某藥爲言丹溪所以訶之再有程德齋者作傷寒鈐法
以得病日之干支用藥自有此等人而明其大義者轉不肯
以此爲言此學由是失墜
陰陽五行俱主歲運言之凡在氣交之病即不能無干涉角
徵宮商羽五太爲陽五少爲陰十干甲丙戊庚壬爲陽年乙

三

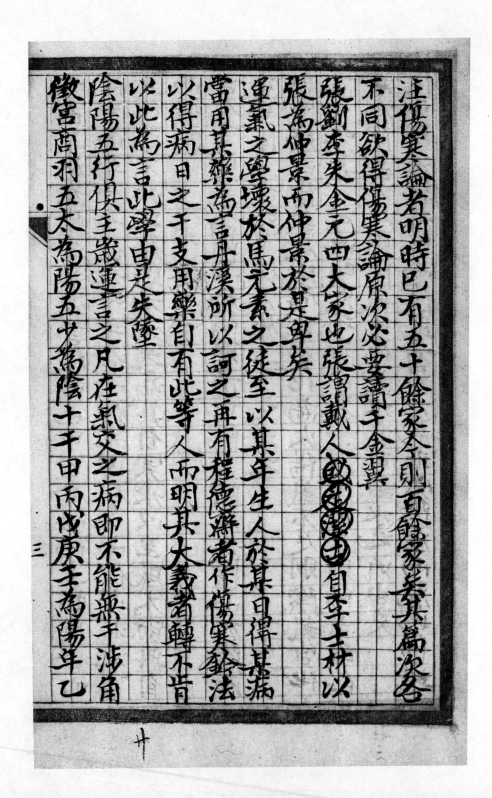

廿

丁巳辛癸爲陰年非泛言陰陽也甲己合而化土乙庚合而化金丙辛合而化水丁壬合而化木戊癸合而化火非泛之言五行也不比之務則六元之病本風自寒水以至風木與自而明矣

古人言陽氣爲陽而於陽邪亦曰陽言陰氣爲陰而於陰邪亦曰陰讀書時安得不於上下文求之

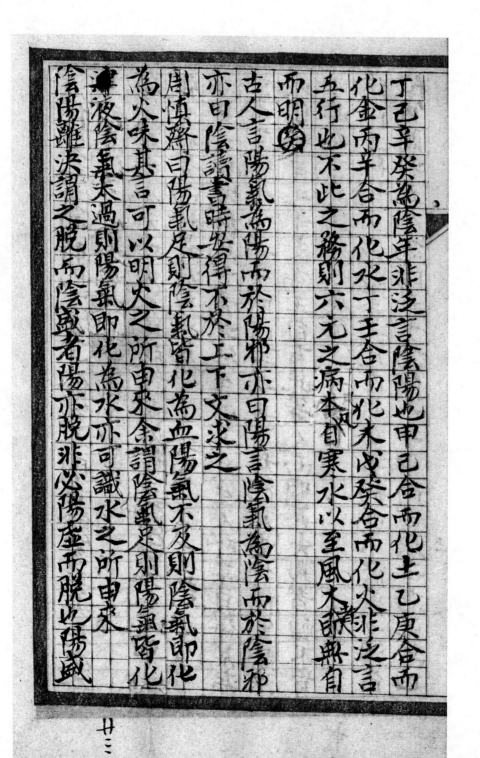

周慎齋曰陽氣足則陰氣皆化爲血陽氣不及則陰氣即化爲火味其言可以明火之所由來余謂陰氣足則陽氣皆化津液陰氣太過則陽氣即化爲水亦可識水之所由來

陰陽離決謂之脫而陰盛者陽亦脫非必陽虛而脫也陽盛

者陰亦脫不是陰虛而脫也治陰治陽此際大有出入
桂枝證之脈有陽浮而陰弱者陽謂寸脈陰謂尺脈也言病
在上不在下也不可以陰弱指為陰虛之宜補陰者
凡宜升之陽與宜補之陽異凡宜補之陰與宜滋之陰異故
岐伯曰蓬氣陰陽無與衆謀可知當日衆口之陰陽已非岐
伯所見之陰陽矣凡寒熱表裏虛實皆然
內經曰言熱未已寒病復始句下有言寒未已熱病復起之
意在不獨說一面也喜熱惡涼者不得概為口實
仲景常於熱之在表者曰翕翕發熱於熱之在裏曰蒸蒸發熱
翕翕蒸蒸為表熱裏熱之分即宜汗宜清之別

四

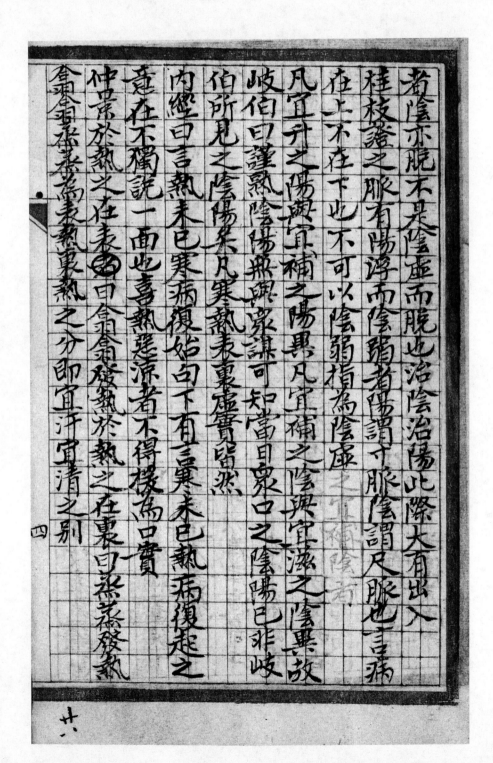

廿八

白虎湯解陽明內蒸之熱不是解陽明外見之熱故表熱雖甚
而未成裏熱者便不是石膏證
太陽病誤下成熱實結胸太陰病誤下成寒實結胸益誤下
則邪內陷陷則成實但云誤下足以致虛者正不盡然
仲景法主於存津液夫人而知之矣然其所以存津液者汗
吐下和寒溫之六法皆是也六法中尤以急下存陰爲刻不
容緩其用滋陰之劑以爲可存津液者適與六法俱反故百
病無一治
陽明主津液所生病病至陽明未有不傷津液者汗多亡陽
下多亡陰皆謂亡津液而欲保津液仍在汗下之得其當

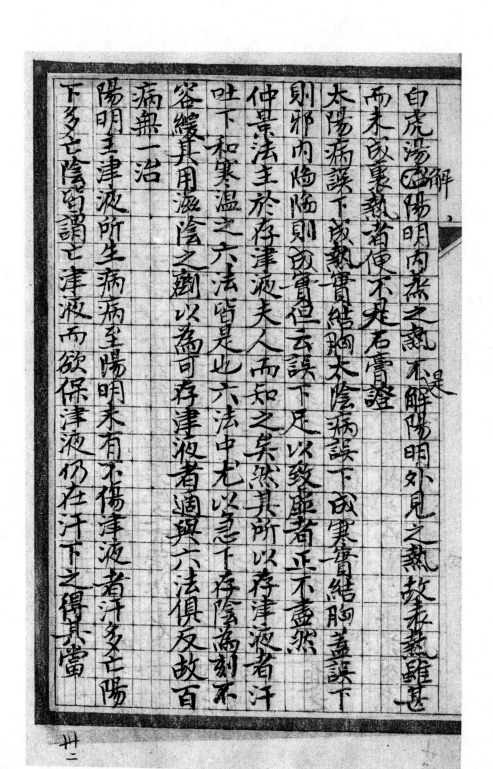

病之自汗出者是為有汗之病仍須解肌得汗方為去病之
汗且必得其去病之汗其汗乃止
汗為人身之寶夏日一閉汗即病故經曰暑當與汗皆出勿
止凡中暑者無傳變不愈即死霍亂亦然
病之用柴胡而汗出者上焦得通津液得下胃氣因和故汗
自作耳非柴胡發其汗也升葛亦然即荊防亦然
未經汗下而燥者為陽盛致燥之陽明以撤熱為治已經汗
下而燥者為奪血致燥之陽明以滋陰為治凡陽明病中滋
陰藥之先後宜否以此為準
未汗而惡寒者邪盛而表實也已汗而惡寒者邪退而表虛

五

卅六

也汗出之後大邪既散不當復有惡寒矣汗後惡寒謂非陽虛而何參附之用即在其時

陽虛則自汗陰虛則盜汗然當陽明實熱時亦有自汗盜汗者去其蒸熱則汗止

正虛邪實邪與正爭則發戰汗出而解正不虛邪不甚邪不與正爭則不戰汗出而解邪正俱衰陰陽自和則不戰不汗出而解汗之有戰有不戰者以此

服桂枝湯必當先煩乃汗出而解服柴胡湯必蒸蒸而振卻發熱汗出而解此煩此振亦戰汗也

陽明病奄然發狂濈濈然汗出而解亦是戰汗戰而汗出病

必解戰而不汗病即加
數脈有二非熱盛即虛極遲脈亦有二寒者固遲而陽之鬱
者亦遲非真遲也氣之不利幾使而不動耳似乎遲耳
舌爲心之外候其色當赤而有時白如積粉者白爲肺金之
色反加心火之上是爲侮其所勝當知有火爲金鬱者概以
胎白爲寒一遇火鬱之病何以爲辨
虛寒之寒亦非概言冷也如曰家寒曰寒素又如膽寒如寒、
心者皆盡冷之謂乎病有因虛而寒者故亦因熱而實
藥之能起死回生者惟有石膏大黃附子人參有此四藥之
病一劑可以回春舍此之外則不能

病

初有初中末三傳之分同一證也見諸末傳則危見諸初傳則微非可以初傳所現者便指為末傳之危證

醫家言病每曰病邪水病家一聞邪字則便以為祟也乃舍醫而說覡有時而祟果憑之晦淫惑疾此之謂歟

病之内陷謂邪陷於内鬱不能從外達其病深矣非謂内陷為虛

外感内傷莫不以内傷為不足矣然勞倦傷有不足者若飲食傷則有餘者多所以云内傷者明其不因於外感者非以外感為實内傷為虛也

世間鬱病最多達發奪泄折皆治鬱法也故凡鬱無虛證

張戴人曰鬱之未成其初甚微可呼吸按導而去之若強補而留之留而不去遂成五積此謂病成即難去

戴人又曰養生之與去病本自不同今人欲以補劑去病宜乎不效

難經手三陽之脉受風寒伏留而不去名厥頭痛非即厥陰頭痛之謂病不定在一陰也

真頭痛手足青至節古人青清通用謂手足清冷也真心痛手足青至節亦謂手足冷

頭汗出乃陽鬱於表非陽虛於上也飲酒而頭汗出者多由血鬱頭汗出而頸上偏多者心血之鬱也皆屬血熱

青腿牙疳牙齦腫腐遂不痛自落兩腿枯瘦青紫皮脫片片

第九頁目風眼寒、至風盍不去一條塡寫於此

如飛日服白馬乳一月效此與喉痺皆屬火燥

茯苓一味爲治痰主藥痰之本水也茯苓可以行水痰之動溼也茯苓又可行溼

附子爲北方元武坐鎮水邪力能行水内有久寒者必用附子此所謂寒蓋謂水也故小青龍治陽水真武治陰水

世俗所謂傷風者不發熱但有欬嗽清涕鼻塞聲重而已非傷風論之中風也不發熱故無傳變

傷寒論之往來寒熱與瘧相似而不同瘧當病來之前汗出之後動作飲啖如平人有寒熱之往來者不能也

周禮秋時有瘧寒疾賈疏惟火沴金此語即是治法

太陰為三陰其作三陰瘧者太陰病也當宗補中益氣法圖治丹溪以發於寅申巳亥日者為厥陰瘧發於子午卯酉日者為少陰瘧發於辰戌丑未日者為太陰瘧恐不盡然

有病瘧而一日重一日輕者余謂輕日是重病内伏也重日是輕病外達也必至兩日並重乃得逐日遞輕

同一嘔也發熱仍惡寒而嘔者屬太陽寒熱往來而嘔者屬少陽不惡寒但惡熱而嘔者屬陽明當分三陽而治之其無寒不熱之嘔則專取諸中焦

渴甚而嘔者必以飲水多之故嘔甚而渴者必以津液傷之故先渴後嘔先嘔後渴病異而治不同

同一煩躁也太陽之煩躁用青龍陽明之煩躁用白虎少陰之煩躁用真武故所貴乎分經者如其異尤在知其同也傷寒論背微惡寒一用白虎一用附子以口燥渴口中和為辨故病相同者必求其同中之異

內經言解㑊者五解音懈㑊音亦皆倦怠病也汪廣循以此為即俗名發痧之證故杭堇浦宗伯力辨之余疑金匱所載百合病庶幾近似

杭氏又言內經風論怢慄二字全元起本作失味皇甫謐甲乙經亦作解㑊余疑經言食亦（脩以此得名）亦為能食反倦之義若史載之所言肺葉焦熱謂之曰食掛則經無此語豈史所見者內經別有古本歟

七九

水溼之病多見於太陰脾水流溼也火燥之病多見於陽明胃
火就燥也張子和故曰萬病能將火溼分劈開軒岐無縫鎖此
醫證承文法
痿麻之證臂不能舉亦有因於溼者血虛與木不同則未必多火氣虛
則麻必多溼不獨為治風先治血一證
脇痛胃脘痛呑酸吐酸及作疝瘕皆肝病也亦有因於燥者
人每用香燥藥初服小效久則致虛以其耗竭肝陰也魏玉
橫作一貫煎方見冷廬雜識治得其要
類乎中風者有痰中有食中痰聚於胃則食亦滯甚則喉閉
亦因痰塞為多此皆宜於吐法

九

又三

此一条移前

食填太陰名曰食厥下部有脈上部無脈不吐即死腸腹絞痛者尤不可不下此趙養葵之言也趙固以六味丸通治百病者尚作此說益可見治之不獨尚補矣

内經勞風一證張介賓謂但以外感之法治之自無不愈見於欬嗽條下以景岳之喜補者而作是語則喻嘉言之以勞風為夾陰不必再辨　下條接鳥泄瀉

目風眼寒見於内經有迎風而下淚者責其有火即心熱則汗腎熱則洩之理蓋風中於目則皮毛斂閉而鬱其經陽遂之生裏熱久之則陽并於上安得不熱蒸而淚出乎怕日羞明拳毛倒睫亦皆火鬱而獨用風藥不兼清火則風益不去也

七六

泄瀉有開手即宜溫中者與痢不同

膀胱不利為癃經曰有癃者一日數十溲此與滯下證數登圊而不能便其理一也故皆無止澀之理淋濁亦然

傷寒論清穀之清與清便之清皆作圊字解說文廁清也大徐曰廁古謂之清言汙穢當清除也則清字仍如字讀

有因小便不利而用升提者以爲若酒注然上竅開則下竅自通耳今有以此法用之於大便秘結者抑何可笑

傷寒論白散法不利進熱粥一杯利不止進冷粥一杯此指巴豆溫下言也今則移此言於大黃方矣試思果以大黃寒下之誤而至利不止尚可食冷粥乎

昔人所謂破氣藥者謂導其氣之滯也所謂破血藥者謂解其血之結也氣血一結滯百病叢生故必破之使復流通之常豈謂一用此藥即盡其人之氣血而破之乎

苦寒伐胃之說為久服苦寒必傷胃陽者言也若胸膈熱阻傷胃陰則苦寒即為保胃要藥

甘有淡義非徒以甜為甘也禮記甘受和若甜則不受和矣書稼穡作甘亦言淡故石膏之甘不同於麥地

東坡云我有病狀必盡情告醫使其胸中了然則疑似不能以惑我求愈病耳豈以困醫為事哉

嘗見一書云我最不喜用熱藥夫治熱自當用寒治寒自當

用熱用熱用寒自有病在豈有視乎醫家之愛憎者乃至補
瀉溫涼病家亦有愛憎皆所不可
春溫夏熱豈獨藥之異於治寒哉每見人家於溫熱病亦用
重裀複帳病者則悶極不可耐此大忌也余每勸定是溫熱
必先令撤其帷幔
病以汗解藥到自然得之即冬月正傷寒亦然乃以春夏之
病亦欲以溫覆取汗則大不可
病即有宜用寒涼藥者仍禁邊食生冷而如梨汁藕汁西瓜
汁又為溫熱病所或需其於甘蔗荸薺即有可商
俗云老年人知節氣謂其逢節每發病也此實以每交大節

十一

一九

皆爲寒熱燥溼交替之時此時投藥即當因所見之何病順以去之若一進補則適留其所病病轉因此而甚故惟有逢節發病必非議補之時

老年人於供膳宜食專味雜則不受其益

經云聖人避風如避矢石少壯時不覺也年老而後信之若外無感受内無停滯年雖高而病必少

按摩一科不講久矣而病有宜之者下至刮痧亦簡便法病在皮裏膜外藥力所難及者宜之景岳書有刮痧新按小而至於以草取嚏似不足道矣然此法出自内經

薑棗具安内攘外之功故桂枝湯重之即單用二物亦爲正

治醫以其不取諸藥是故另書以圖便而人遂僅目為加頭
藥則非也
傷寒論風池風府皆有刺法否則以三指密排在腦後入髮
際橫擦之至兩耳旁令皮膚微熱亦足去風
喉閉無門下藥以一手橫攝其頸皮一手灌藥即能滲入蓋
頸皮從橫裹緊喉皮即從豎裹寬此法余有所授曾一再試
之信倒以腦後下鍼其亦古法之遺歟
問疾禮也而最要病人甚者不可全至病榻之前
病加於小愈故病後之謹慎當十倍於病前胃納始有展意
切忌多食經曰病熱初愈食肉則復仲景曰損穀則愈

十二

另行抬起接寫

宋時有實材者自稱第三扁鵲贊仲景方用之屢效又極詆仲景但能愈小病其書不足稱述余謂此真能識仲景者可見人苟能用仲景法定可使病不大也

余於讀書臨證時有所得輒記之累千百條其已纂入文內者去之又汰其不必贊論者錄存什一如右

述先

引

余於讀書臨證時有所得輒記之累千百條其已纂入文内者删之又去其不必贅論者録存什一如右

述先

昔我宣公嘗集録古今方吾家世守厥緒於讀書有成後皆兼通醫學高曾以前事不可知及余曾大母韓太君於余大父少游贈公年九歲時傷寒斑不出太君親檢方書得藥與

證合詢諸醫醫窮於術漫應之卒以此愈事見顧南雅通政所為墓誌中少游公以理學名世亦精於醫嘗客遊河洛所至以醫學見知於當道鉅公及道光二年壬午家居值天行時疫曾製一方以活人其證吐瀉腹痛脚麻轉筋一瀉之後大肉暴脫斃者不可勝數維時我蘇大醫如徐炳南曹仁伯諸公僉謂脾主四肢司肌肉今病脚麻肉脫顯然脾病法當補土而參朮並投迄無一效先祖曰此屬土敗補土是矣然土之敗也木賊之木之旺也風動之洪範云木曰曲直左氏傳云風淫末疾肢麻為末疾之徵轉筋即曲直之象本歲木運太過風氣流行而後脾土受邪故欲補土必先平肝欲平

肝必先定風風定而後以脾藥繼之庶可及救若專補土無
近功非救急法然定風之藥如鉤藤天麻輩亦未必能奏效
乃取金匱方中蜘蛛散一法以蜘蛛肉桂二物剉為散之遺
蓋謂蜘蛛臨風結網長於定風炙焦則微變其寒性而為温
有開散之力佐以肉桂木得桂而枯使風先息而木自平然
後以本年運氣應用之藥另製湯液此方一出投無不利余
曹二公奇之登門索方畀之而去由此風行全獲無算及我
先人方山府君以經學詞章名於時於大父醫學尤得心傳
大旨不狃於習俗之病名以為治而於陰陽寒熱表裏虛實
真假辨而得之於藥則先後緩急以其時施之故同一刀圭

也而治效獨神東鄰某患時邪厥冷已半日許惟心口尚溫灌之以石膏一物厥回汗大出復生有友唐君春舲盛夏畏冷以麻黃三分附子三分甘草一分強之服唐曰七分藥未必能毒我也一服解一裘兩服而重裘皆弛矣沈鼎甫侍郎之外姑劉病傷寒熱象畢現醫進苦寒轉劇獨府君曰此面赤戴陽也投以真武湯熱退然後清之乃愈余師海門袁雪齋先生故府君之門弟子也其兒困於痘醫方雜進犀黃紫雪將殆矣府君施以肉桂一指撮得甦師乃以桂生名其兒羣醫以為奇府君曰無奇也據理焉已耳府君所治類如此此第就余所記憶者言之桐城張子畏觀察傳府君謂府君有

經世才未為世用儒而為醫亦以學問行之即為心術救世之一端洵不誣也余自中年遘難先代藏書盡散獨所藏醫家言有先人手澤者皆攜出何敢謂能讀父書而亦不敢輕薄醫道為技術誠以一匕之投動關生命非他語言文字僅為一己之得失者比也昔我遠祖士衡既述祖德又作述先賦余故謹敘如右以寄[illegible]捧硯[illegible]子鑿楹之感云爾

自記治驗兩則

余自幼體弱長老恒以未必永年為慮余詩有云爺惜形尫羸孃憐骨瘦削蓋紀實也而以不事滋補故得無恙即有感受停滯總不畏虛留病亦惟達表通裏使病速去以保其虛

而虛亦不為余害惟自咸豐辛壬間罹難居鄉不耐風寒薄中時有目疾始也紅腫羞明繼而迎風下淚每以金為火沴至於八月有凶此身有如臨卦經云風入係頭則為目風眼寒又云目得血而能視始以祛風繼以養血迄無成效而頻發不已馴至翳障起星看花霧裏見異書而眼不明心竊憂之最後得朴硝桑葉之法擇光明日如法薰洗果漸入雲水光中於是小變其法自歲首以至年尾每晨盥漱時獨用元明粉一物撮於左掌心用水調化而以右手指蘸其清者用擦左右眥不使間斷兩年後非特前證絕不復作並能於燈下觀書紅紙寫字如是者蓋有年矣其故蓋以風之為患必

由於火無火必不名風元明粉味鹹微寒能降火且能滌穢垢之所以能清也此方紀載甚多而梁茝林歸田瑣記以朴硝誤作厚朴則一潤一燥大誤病人不可不正且元明粉為朴硝之已升清者用之尤為潔淨終年無間則光明日包在其中亦省切記此余以元明粉取效之一也

又其一則余自庚辰就養入都大約以余體不耐北地之燥每旬日不更衣亦無所苦此不近於脾約證乎然以麻仁丸治之效而不速經云燥勝則地乾火勝則地固今地道不通如此非獨燥勝直是火勝矣非獨乾之謂直是固之謂矣所以潤藥雖行其堅如故且以大腸迴薄間阻隔水道則并澀

澁不行而腹部之脹滿不可耐至不能飲食此則脾家實腐穢當去不去為害滋大爰仿硝蜜法蜜一兩硝半之而蜜之甘又不利於脾之實遂亦獨用元明粉一味不用大黃且不用檳枳亦得無堅不破無積不摧以時辰衰度之越兩時許宿垢盡化而下此一日中必有一餐飯不如常僅以糜粥養之至第二餐則飲食倍進精神頓爽此即速去病實不使體虛之要道也若遷延坐待真氣一衰則不可為矣由是以思經言水穀入口則胃實而腸虛食下則腸實而胃虛腸胃互為其虛實僅當留水穀三斗五升故平人日再後則不病蓋以魄門為五藏使傳導失職則使道閉塞而不通不通則腸實

腸實則胃不得虛不虛則不能受食不益可見人身有以虛為貴者乎上年火燥司天病此者多不獨余也今年已轉濕寒此證遂少而以之治燥則其足以耎堅者正不必為司天囿也余於元明粉兩得其力是不可以不記癸未夏日

再余於癸亥仲夏在滬上患溫熱諸惡具備不省人事者幾半月余子潤庠求治已徧思惟大承氣一服或有生機然持而未敢決也賴吾友胡君渭濱贊成之始獲愈而方中有元明粉上年壬午九月十五日車行道上忽為邪風中傷右手食指越日痛作甚劇臂不得舉自用喻嘉言祛風至寶膏減小其製而方中亦有元明粉接服四劑始漸

五十七

向愈然且一兩月不能握管若依陳修園一用黃耆五物以血痺虛勞之治治真中風則病當何如余於元明粉頗有緣也不足為外人道也

自題張機補傳論後

醫也者以仁存心者也焉有醫而可心乎利者余讀後漢書方術傳論漢世之所謂名士者其風流可知矣依倚道埶以就其聲價非所能通物方宏時務也迹其所為聲價者非即仲景之言孜孜汲汲惟名利之是務歟其為名心也不即以

利動歟且天之生物也仁是也君子之為道也亦仁而已矣何必曰利國曰然則人必不求利者始可以為醫乎夫人不求利胡為乎為醫故醫難得有不求利者必得有不求利之人以為醫曠世不逢矣雖然醫於治生之計不能無醫於懷慮利之心不可有許魯齋有言學者以治生為急此其人間固自有區別也賈公彥謂醫為仁術余故為范書補仲景傳復集句為論表其仁而特重乎辨利兩言

容謂所集漢書中語當注出處以便省覽因補綴之於此

凡言四句　郅形傳論　漢自句　韓鍾陳列傳論　太官句　桓榮傳論　異端句　鄭元傳論　泥滯句　左張王列傳論　取諸句　樊

宏傳論以別句盧植傳論高志二句張楷傳論言之四句陳元傳論豈幾二句馮異傳論夫利四句馬援傳論誠能句鮑永傳論使生二句杜喬傳論不亦句鄧禹傳論孔子四句楊震傳論左邱三句寒朗傳論此蓋二句郎顗傳論撰著句楊李列傳論辭甚二句崔駰傳論原其句馬援傳論蠲去句李法傳論亦足句張范列傳論傳稱二句王劉列傳論語云三句延篤傳論信哉句章帝八王傳論

世補齋醫書自序

世補齋醫書江左下工為醫學辨誤作也下工之從事刀圭者三十年於茲矣知一病既有一病當用之藥即有一病不當用之藥用

所當用不過不誤而已若用所不當用則豈僅誤焉已哉凡
人有病但能不誤於前則後此之漸即於危至無惡之不具
者本皆可以不作反中是則一誤再誤變幻無極不旬日間
馴至於不可救而能知病之本不若是者其誰也即如風寒
温熱等病治所昭揭於仲景書中者非皆今病所當用之藥乎
乃一不用當用藥而身熱不退矣然猶未至於斑疹也再不
用當用藥而斑疹不達矣然猶未至於昏譫也再不用當用
藥而昏沈而譫妄而痙而厥而狂而厥無不可豈殖屬風等名
目計日可待後此則不可問矣當夫表熱初起裏熱漸壯一
路由輕而重由重而危藥與病反病隨藥變不浹旬而至凶

四十九

速劑者無他用所不當用之藥而反不用所當用之藥正如
救人之飢解衣衣之而飢者不生救人之寒推食食之而寒
者仍死明明有可以生之之當用藥在人以必用此不當用
人人可賴以生者乃
之藥而預決其死及其既死於不當用之藥而必仍用此藥
以治他人一若舍此別無可用之藥也者果哉下工治之於
此固何偏嗜耶
其表熱初萌有當用藥而斑疹可不作也於其斑疹已釀有
當用藥而昏譫可不作也於其神昏譫妄有當用藥而後此
之入陽則狂入陰則厥者尚可以不作也此無他用所當用之藥
不用所不當用以知救人之飢餒之以食知華服不落飢腸
救人之寒煖之以衣知盛饌初非寒具有此病即有此藥亦
亦惟知其飢也而推食食之知其寒也而解衣衣之

非此藥不去此病既鍼芥之相投自毫釐之不爽其輕者可安常而處順其重者亦轉危而為安夫是之謂藥與病投病與藥值苟能是是亦足矣此外如瘧之寒熱往來痢之裏急後重欬逆痰飲之本非怯證而勢必成怯吐血失精之本非勞病而勢必成勞又若因壅而喘一補立危因滯之脹非攻必殆以及婦科胎產兩門兒科驚疳兩證病病有必當用之藥即病病有必不當用之藥略舉數端以概其餘無非誤與不誤兩途而已嗟乎父母之為子也子之為父母也兄若弟之各相為也夫之為婦婦之為夫也猶有病人急而求藥病家之醫望於醫者何如此

王叔和所以錄對病真方而防世急也夫三十年來蠲棄舉業從事於斯橫覽諸書第其高下於誤不誤兩途合之以臨病所得辨之愈明知之益真乃自敘其辨誤之說以求正於欲辨之人而非敢為不誤者饒舌也謂為辨誤蓋獨為知誤者言耳

跋

昔者鄧禹有子十三人令各執一藝此治家良法也懋聞之
庭訓如此故諸昆季於儒業外凡雜家者流皆以餘力及
之而懋獨學軒岐術性所近也舊藏有黃坤載葉天士諸家
書大略觀之以為道在是矣　家君曰不得良師恐有歧誤
遂命從游於吾　師之門　師不以其愚而棄之首示以青
龍白虎兩大法門而傷寒與温熱異同之旨亦因之而有悟
懋始愧向之為墨守也　家君適於壬午夏病時邪喜立日
中且惡涼飲脈則皆伏羣醫皆謂為三陰證懋未之敢信也
質於　師　師驚曰此温熱之大證陽極似陰者也誤用辛

廿一

熱必殆乃迭進芩連膏黃輩十餘劑而熱象大顯石膏用至
觔許病乃漸退竊思此疾當畏寒脈伏時誰則知其為大熱
者若非　家君早令習醫受吾　師至教鮮克濟矣今吾
師世補齋書成讀之而知向所服膺者不得其門適所以滋
害也書中如六氣之司天五種之傷寒內經之氣化三法之
溫清尤發前人所未發實有益於來學有志斯道者先將此
數處反復細讀再觀諸論庶於陰陽寒熱表裏虛實皆無所
淆方得如桶底脫否則震於黃葉之名者安能悉吾　師補
救之心也子輿氏有言不直則道不見有以夫有以夫書凡
十六卷計垂十二萬言（時右詔部郎出守南陽）家君命懲任剞劂之事亦亟欲得此

書以行世俾讀者於此知所依據而免方藥之雜投也慈不

咸以仲景為[illegible]歸也

才不能於　師道有所發明而重違提命謹述大旨以坿篇

末並敢述所聞於　庭訓者還以質之吾　師

光緒九年癸未季秋冬之月受業濮賢慈謹跋

廿二

卷十六終

世補齋不謝方

光緒九年秋日

世補齋不謝方

照行

連印

略提上

戴文龍題

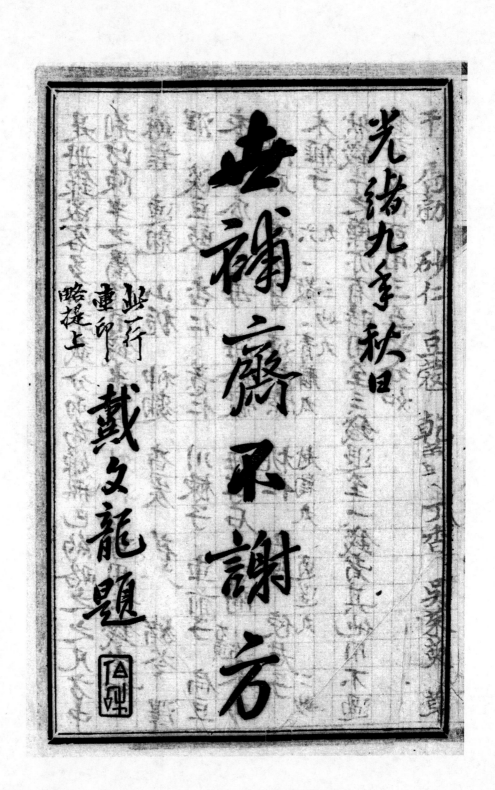

世補齋不謝方小引

疾病二字世每連稱然今人之所謂病於古但稱爲疾必具疾之加甚始謂之病病可通言疾疾不可遽言病也子之所慎者疾疾者未至於病及子路請禱又欲使門人爲臣則曰子疾病左傳於魏顆輔氏之役述其父武子疾既而曰疾病則於曾元之辟跛易簀亦曰曾子疾病此皆以病字別爲一句病之爲言困也謂疾至此困甚也故內經四氣調神論曰聖人不治已病治未病病已成而後藥之譬猶渴而掘井鬬而鑄兵不亦晚乎經蓋謂人於已疾之後未病之先即當早爲之藥乃後人以疾爲病認作服藥於未疾時反謂藥

以治病未病何以藥為不知經言未病正言已疾疾而不治日以加甚儀禮既夕記疾病外內皆埽鄭注疾甚曰病鄭於喪大記首句義同並足取以證說文疾病也病疾加也兩義再證以周禮疾醫賈疏引漢書藝文志有病不治恒得中醫則謂藥不中病不如勿藥非謂既病而可勿弗藥也彙而觀之可見病甚而藥藥已無及未至於病即宜藥之此則內經未病之旨豈謂投藥於無疾之人哉夫病必使之去不可使之留內經最惡留病故曰百病之始生也必先於皮毛留而不去傳入於府廩於腸胃又曰風寒客於人病入舍於肺弗治病即傳而行之肝弗治肝傳之脾脾傳之腎腎傳之心滿十

日法當死故又謂善治者治皮毛其次治肌膚治筋骨治六府治五藏治五藏者半死半生也然則如經所云邪之新客未有定處推之則前引之則止時顧可留其病而弗使去乎醫以能治大病爲上醫正以不使病大爲能人之言曰不使病大則病家拜不信內經十日以後事即此十日以內不速去之病爲之故病愈而不謝病愈之速而更不謝曲突徙薪者必無恩澤也雖然病而不愈必大惟其愈之能速而凡後此傳變皆得消弭於無形所以有此人不及知而已獨知之妙之余只問其病之愈不愈遑計人之知不知哉今錄諸方存之即名之曰不謝方云江左下工自記

風寒溫散　此即俗所稱小傷風也其冬月正傷寒須
用桂麻青龍者不在此例切忌早用寒涼
防風　荊芥穗　紫蘇葉　薑半夏　廣陳皮　枳殼　苦
桔梗　炙甘草　加生薑去皮　頭痛甚加藁本加蔓荊子

風熱涼散　此即風溫之輕者凡羌獨柴前芎芷升葛
隨證可加病與風寒無大異獨不得用桂麻
防風　荊芥　蘇薄荷　霜桑葉　淡竹葉　連翹　生山
梔　廣橘紅　枳殼　桔梗　炙草　加連鬚葱白頭

風寒挾食　甚者須用硝黃不在此例凡有感冒胸胃
即不健運非必傷於食也

防風　荊芥　建神麯　焦穀麥芽　萊菔子　南查炭　桔
梗　蘇梗　或加雞內金　或加檳榔枳實　傷酒加葛花枳椇子
風寒挾痰　寒水爲病水即痰也故有感冒每涉於痰
甚則須用膽星竹瀝蔞蘆之屬
防風　荊芥　半夏　陳皮　萊菔子　白芥子　蘇子
江枳實　竹茹　雲茯苓　炙草　使滬蘇子易蘇梗
風寒挾溼　寒溼之病上甚爲熱　以上三證亦有因
於風熱者無論何病有此三挾即可檢用三方之藥
羌活　獨活　防風　蒼朮　藿香　廣木香　川厚朴
豬苓　赤茯苓　建澤瀉　或加漢防己

三

傷寒成溫 寒一化熱便忌桂麻甚則須用膏黃大忌滋膩等藥及珠黃冰麝凡在溫熱病皆然

葛根 黃芩 川黃連 生山梔 淡豆豉 牛蒡子 連翹 赤芍 丹皮 桔梗 生草 或加葱白頭

冬溫 冬月病熱即是冬溫不可用正傷寒之桂麻甚則亦有須用膏黃者

白薇 黃芩 生山梔 赤芍 丹皮 桑白皮 知母 白杏仁 桔梗 生草 用臘雪水煎

春溫 春月病熱即是春溫宜忌與冬溫同 以上二證即傷寒論中之溫病也

柴胡　葛根　黄芩　黄連　薄荷　桑葉　連翹　生山
梔　赤芍　丹皮　生草　肝熱加羚羊角　龍膽草
腎熱加黄柏　知母
風温　春為風風温在春為多凡目赤頭腫牙疼喉痹
皆是其微者但為風熱
防風　川芎　左秦艽　薄荷　桑葉　淡竹葉　連翹
金銀花　射干　馬勃　桔梗　生草　欬加杏仁　橘紅
溼温　此證多見於首夏初秋甚者用蒼朮白虎湯
凡一人獨病之温通不得謂為瘟疫
白芷　製蒼朮　厚朴　薏仁　川黄柏　川楝子　豬苓
赤苓　澤瀉　或用茵陳蒿　或加牛膝　車前
川萆薢

結胸 此證詳見傷寒論與痞相似不痛爲痞痛者結胸有大小之别治不外和胃解結開通上下

栝蔞實 枳實 厚朴 黄芩 黄連 乾薑 半夏 陳皮 茯苓 炙草 寒實去芩連加薤白 水結胸加附子

痧疹 二證升散清凉宜合用之不可偏廢甚者須用石膏 切忌犀角喉痧尤忌火硝

升麻 葛根 柴胡 黄芩 赤芍 元參 金銀花 連翹 牛蒡子 生山梔 生草 或加殭蠶 蟬蜕 西河柳

瘧 此證往來寒熱發作有時得汗解而復作因於暑者必用香薷其久瘧必虚須用何人飲者不在此例

原書此處缺葉

柴胡　羌活　防風　半夏　黃芩　厚朴　枳殼　藿香

附蘇梗　炙草　寒多加桂枝　瘦根須用檳榔

痢　此證以裏急後重得除為驗涉暑者亦須香薷　其五

便泄瀉須用四神丸者與此相反并忌桂枝

厚朴　檳榔　枳實　神麯　查炭　黃連　木香　赤芍

丹皮　黑山梔　赤苓　澤瀉　甚者須用大黃

淋濁　由心經蘊熱及溼熱下注者多其虛勞失精之

宜補澀者不在此例自遺夢遺亦有不盡屬虛者

瞿麥　扁蓄　黃柏　川楝子　海金砂　豬苓　赤苓

澤瀉　滑石　莖中痛加甘草稍　癃者須青麟丸

六

失血　血證多矣初起必有所因凡理氣達鬱清熱降火之法俱不可廢不即是虛勞也

赤芍　丹皮　當歸身　延胡索　川鬱金　台烏藥　黃芩　黑山梔　有淤加參三七　火熱甚用犀角地黃湯

腰痛　此證諸經皆有之而在太陽者最輕其於腰為腎府轉搖不能腎將憊矣者不在此例

獨活　防風　青皮　枳殼　蘇梗　烏藥　延胡索　白术　赤芍　茯苓　炙草　連脇痛加柴胡　兼脹加木香

耳聾　此證每屬少陽而病後尤多其為腎虛之宜磁硃丸者不在此例耳鳴亦然

柴胡　川芎　黄芩　赤芍　半夏　陳皮　厚朴　枳殼
竹茹　茯苓　炙草　風熱加牛蒡　溼熱加蒼朮

陽爲陰遏　此證陽氣爲陰寒所抑非陽之虛乃陽之鬱也故貴升陽散火以達火鬱與宜補之陽相反

升麻　柴胡　羌活　獨活　黄芩　半夏　陳皮　青皮
白朮　白茯苓　炙生甘草　涉虛者補中益氣湯

肝陽不升　木火宜升暢遂條達則無病俗有所謂肝陽升者其實肝鬱不伸也故宜暢達

柴胡　當歸身　赤芍　川芎　香附　木香　鬱金　丹皮　川楝子　有火者加羚羊角　或用（達鬱　越鞠）逍遙丸

女科調經　經阻之甚者須用桃仁紅花其作痛經者
須蒲黃靈脂有帶宜先治帶
川芎　柴胡　當歸身尾　赤白芍　丹皮　香附　延胡索
石決明　鬱金　澤蘭葉　寒加炮薑炭
止帶　止者以通為止也其甚者須蒼朮厚朴有寒宜炮
薑附子並須茵陳此證寒溼溼熱皆有之
茵陳蒿　黃柏　黑山栀　赤芍　丹皮　牛膝　車前
豬苓　茯苓　澤瀉　或加二三妙丸
胎前　芩朮為安胎聖藥凡疰夏諸方皆可移治惡阻
其保產無憂散亦必用之藥不見虛證切忌濫補

黄芩 白朮 砂仁 蘇梗 當歸身 赤白芍 丹皮 炙
草 氣滯之甚少加 羌活 枳殼 厚朴
産後 臨産不外開骨散産後不外生化湯皆主佛手
散一法并須連服方效若見他病須照病治
川芎 當歸身 炮薑炭 單桃仁 炙草
淤阻加 蒲黄 延胡索 甚者加 五靈脂 外感加炙黑荊芥
兒科 兒病都從食上起故以消導爲主凡急驚用清
法慢驚用温法並忌冰麝蛇蝎珠黄金石及滋補藥
建神麯 焦穀芽 麥芽 半夏 陳皮 藿香 木香 枳殼 山藥
炙草 和中加 薑 棗 熱加黄連 寒加乾薑 有蟲加使君 木榧 子

從來選方成書者大都在已成名醫之後不勘輕淺之病故凡有病即治不使病大之方皆不傳於世此頗不利於初病且無益於初學亦以病家未及大病凡所服方病愈而即棄之絕不知病之得此方而始不大故惟此不使病大之方更不傳於世也孫總參中翰曰（謂）嘗（常）見有病之家必俟病大而後問藥然病之既大即難保其必愈固不若治之於早不使病大之爲得矣今夏在都曾檢此冊一二方用之無不應手而愈者以是信其能不使病大也將出都就聚珍版印千帙攜歸里門茲復有所補綴并刪改原文處非孫君於排印時有增損也癸未冬月錄畢拜識

是册錄成容多以不載分兩為嫌無已約略言之凡方中
荊防陳半之屬通用錢半不注外其他可用三錢者如
蘇葉　連翹　山梔　神麯　查炭　茯苓　豬苓　澤
瀉　淡豆豉　杏仁　薏仁　川楝子　車前子（大黃）　扁豆
衣　木瓜　貝母　海蛤殼　海浮石　香附　海金砂
滑石　當歸身　延胡索　桃仁　山藥　使君子
六一散　青麟丸　越鞠丸　逍遙丸　二妙丸　三妙丸
木榧子
狀錢半之藥亦有時用至三錢退至一錢者其他用不過
三五七分及多至錢許如
甘草　薄荷　萆薢　黃連　柴胡　川芎　香薷　射